HEPATITE C
Eu venci!
a alegria da cura

HEPATITE C
Eu venci!
a alegria da cura

Natalia Mira de Assumpção Werutsky

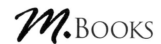

M.Books do Brasil Editora Ltda.
Rua Jorge Americano, 61 - Alto da Lapa
05083-130 - São Paulo - SP - Telefones: (11) 3645-0409/(11) 3645-0410
Fax: (11) 3832-0335 - e-mail: vendas@mbooks.com.br
www.mbooks.com.br

Dados de Catalogação na Publicação

Werutsky, Natalia Mira de Assumpção.
Hepatite C – Eu Venci!
2010 – São Paulo – M.Books do Brasil Ltda.

1. Saúde   2. Nutrição   3. Medicina

ISBN: 978-85-7680-090-3

© 2010 M. Books do Brasil
Editora Ltda. Todos os direitos reservados

EDITOR: MILTON MIRA DE ASSUMPÇÃO FILHO

Produção Editorial: Beatriz Simões Araújo

Revisão: Lucrécia de Barros Freitas

Coordenação Gráfica: Silas Camargo

Editoração: Crontec

Capa Criação e Design: Isadora Coutinho Mira de Assumpção

2010
Proibida a reprodução total ou parcial.
Os infratores serão punidos na forma da lei.
Direitos exclusivos cedidos à
M.Books do Brasil Editora Ltda.

Agradecimentos

Agradeço, primeiramente, a Deus pela força, determinação, coragem e raça que tem me dado. E principalmente pela oportunidade de viver este processo e poder compartilhá-lo com tantas pessoas, auxiliando-as neste momento tão delicado de suas vidas.

Ao meu esposo Wueislly Werutsky, aos meus pais Milton e Ruth Assumpção, à minha irmã Isadora Assumpção, aos meus familiares, aos meus amigos, aos meus irmãos na fé, aos meus pastores, aos profissionais da saúde Dr. Giovanni Silva, Dra. Denise Madi Carreiro, Dra. Cristiane Lorenzano, Dra. Gilda Porta e Dr. Bruno Zylbergeld, à equipe multidisciplinar do HC da UNESP de Botucatu, ao grande amigo Chico Martucci e a todos aqueles que colaboram com sua ONG C Tem Que Saber C tem Que Curar, ao grande lutador Carlos Varaldo do Grupo Otimismo e seus colaboradores, aos meus pacientes, enfim agradeço a todos aqueles que estiveram e estão ao meu lado nesta caminhada me dando apoio sempre.

Estes que me acompanharam de perto, torceram por mim, tiveram paciência, choraram e vibraram comigo, cuidaram de mim nos momentos mais difíceis e nos mais fáceis também, que não me deixaram só nem um minuto e ficaram à minha disposição para o que fosse necessário, que aprenderam a aplicar as injeções, que dirigiram para mim, fizeram minha comida e compras, oraram por mim, enfim que me carregaram no colo quando foi necessário.

Se não fosse todo este suporte espiritual, familiar e médico, teria sido muito mais difícil chegar até o fim.

Louvo a Deus por tudo! Se não tivesse passado por todo este processo pesado, doloroso e abençoado, não poderia escrever este livro de forma tão profunda, sincera e com tanta riqueza de detalhes.

> "Eu te louvarei, Senhor, com todo o meu coração; contarei todas as tuas maravilhas. Em ti me alegrarei e saltarei de prazer; cantarei louvores ao teu nome, ó Altíssimo."
>
> Salmo 9:1 e 2

Prefácio

Lembro da Natalia lá pelos idos de 2003 ou 2004 quando, preocupada com o descobrimento da hepatite C, me passou o primeiro de uma série de *e-mails* durante os anos seguintes. Uma das curiosidades da hepatite C é a relação entre ansiedade e idade. Quanto mais jovem a pessoa, a carga de sofrimento é proporcionalmente maior que em pessoas na fase adulta da vida, parecendo que, para alguém que está começando a construir seu mundo, seja muito mais difícil de aceitar, de repente, o diagnóstico de uma doença desconhecida e carregada de alto estigma e discriminação.

O que vai acontecer com meu namoro, com o estudo na faculdade, poderei ter sucesso profissional, poderei casar e ter filhos, poderei praticar esportes, quantos anos ficam de expectativa de vida? Essas são perguntas e dúvidas que com certeza a Natalia e praticamente todas as pessoas na faixa de idade dela ao descobrir a hepatite C fazem. Lamentavelmente, as respostas serão tão díspares e contraditórias que muitos passam a não aceitar a doença.

Não foi esse o caso da Natalia, se bem que a princípio não queria saber em absoluto de pensar em tratamento, achando que seria possível conviver cuidando da alimentação, mas, sendo curiosa por natureza, começou a pesquisar na internet e a procurar literatura sobre a hepatite C, suas consequências e seu tratamento.

Com as primeiras informações, escreveu em 2006 um livro chamado *Hepatite C, Minha História de Vida*, no qual buscou mostrar a outros portadores um lado positivo da doença, queria mostrar que a hepatite C é uma doença preocupante, mas que não se trata de um bicho de sete cabeças, a qual pode ser encarada de frente, sem temores.

Neste livro, conta sobre seu tratamento e as peripécias passadas, mas considero que a lição mais importante que podemos tirar deste texto é que ela não ficou desesperada para iniciar o tratamento imediatamente. Soube aguar-

viii   Hepatite C – Eu Venci!

dar o tempo necessário para ter a certeza que estava preparada, informada e disposta a realizar o tratamento de forma correta, enfrentando de frente e sem temor qualquer efeito colateral ou adverso que poderia aparecer. Isto é fundamental para o sucesso do tratamento, pois pessoas inseguras, com medo do tratamento ou totalmente desinformadas sobre a doença e seu tratamento, raramente conseguem completar as longas 48 semanas do genótipo 1 ou as 24 semanas no caso dos genótipos 2 e 3, interrompendo a terapia, perdendo o esforço e a chance de cura.

A pesquisa ainda a levou a avaliar, perguntando aos pacientes, os diversos centros de tratamento existentes em São Paulo, observando que em alguns deles a possibilidade de cura é maior que em outros. Por que essa diferença se o protocolo e os medicamentos empregados são os mesmos? Por que alguns mal conseguem curar 42% dos infectados com o genótipo 1 e outros curam até 54% dos pacientes tratados nesses centros?

Ao concluir que os centros de tratamento de maior sucesso tratavam os pacientes com uma equipe multidisciplinar, com clínicos gerais, psicólogos, psiquiatras, endocrinologistas, nutricionistas, cardiologistas e enfermeiras especializadas, com a aplicação semanal e controlada do interferon peguilado nos pacientes, tomou a decisão de procurar um desses centros para realizar o tratamento.

O que considerou ser o melhor pelo seu ponto de vista se encontrava a mais de duzentos quilômetros de casa, assim mesmo não teve dúvidas e decidiu que valeria a pena viajar para Botucatu para realizar o tratamento e o acompanhamento na equipe da UNESP comandada pelo Dr. Giovanni Faria Silva, onde encontrou atenção, carinho e compreensão por parte de uma equipe dedicada ao paciente.

Após seu tratamento, Natalia coloca sua experiência e novos conhecimentos neste seu segundo livro. Considero importante que pacientes escrevam seus pontos de vista sobre a hepatite C, muitas vezes podem ser pontos diferentes ao conhecimento científico, podem até conter informações interpretadas erradamente, mas como a medicina não é uma ciência exata, as informações contraditórias são as que alimentam a discussão entre médicos e pacientes.

Pacientes que escrevem na internet ou publicam suas experiências em livros e revistas estão provocando uma mudança social no conhecimento das doenças e no relacionamento com os médicos, os quais não mais podem ficar no pedestal de senhores únicos do conhecimento. Um paciente atual é muito diferente do paciente de trinta anos atrás, quando para conhecer sobre uma doença era necessário comprar um livro científico. O paciente atual pode discutir com seu médico sobre o tratamento, medicamentos, dosagens e tudo relacionado à doença.

Pacientes mais informados estão mais preparados para seguir os conselhos do médico e assumir suas responsabilidades sobre sua própria saúde. Aqueles que aprendem a cuidar melhor de si, são os que conseguem mais facilmente a cura da hepatite C.

Informações como as fornecidas neste livro pela Natalia não diminuem o papel dos médicos, pelo contrário, lhes outorga o papel de parceiro amigo do paciente em vez da velha e aposentada figura autoritária.

Meus parabéns, Natalia, por tentar ajudar outros portadores ao abrir neste livro o teu coração e tua intimidade contando por tudo o que passou. Uma demonstração que a fé e o pensamento positivo são fundamentais para conseguir a cura. Os medicamentos são necessários, mas sozinhos não fazem milagres, sendo necessária a disposição do paciente para conseguir a cura da hepatite C.

Carlos Varaldo
Fundador e presidente do Grupo Otimismo de
Apoio ao Portador de Hepatite
Autor dos livros *Convivendo com a Hepatite C* e
A Cura da Hepatite C
Coautor (Capítulo 18) no livro *Hepatite C –
Aspectos Críticos de uma Epidemia Silenciosa* – Coopmed – e
e no livro *Hepatite C* – Editores Evaldo Stanislau
Affonso de Araújo e Antonio Alci Barone
Membro do Comitê de Ética de Pesquisas em
Seres Humanos da FIOCRUZ – Fundação Oswaldo Cruz
Autor e responsável dos textos do *site* web www.hepato.com

Apresentação

Natalia - Um Anjo Solidário Neste Planeta

Conheci a Natalia Werutsky em 2008 quando ela me telefonou dizendo ser portadora da Hepatite C. Tocou o telefone de minha casa e veio assim uma voz aflita, porém meiga: *"Você é o Chico Martucci? Conheço você e o trabalho da ONG C TEM QUE SABER C TEM QUE CURAR que preside por conta de publicações e divulgações na mídia. Acho muito bom o seu trabalho e por isso estou te ligando."*

Bem, depois da sua apresentação, Natalia me contou que morava em São Paulo, era uma jovem nutricionista, recém-casada e que havia descoberto por acaso ser portadora da Hepatite C e que estava muito preocupada com esse fato, pois as informações que ela obtinha não eram suficientes para acalmar-lhe. Nessa época, Natalia buscava informações através de todos os meios que ela dispunha. Queria saber mais sobre sua saúde e o que é mais bacana ainda... queria também ajudar as outras pessoas que passavam pelo mesmo problema que tinha.

Esse foi o fato que mais nos identificou de imediato. Naquela ligação telefônica, tive a impressão de que eu já a conhecia por muito tempo. Ambos estávamos preocupados com as nossas saúdes, mas também com a do semelhante.

Expliquei a ela que eu morava na cidade de São Manuel, interior do Estado de São Paulo e que no ano de 2002 também descobri por acaso que era portador da Hepatite C e que isso me deixou muito preocupado. Disse que para conseguir o tratamento tive de recorrer à justiça, pois não havia na época portarias ministeriais que contemplavam o portador para se tratar pelo Sistema Único de Saúde.

Falei a ela que o tratamento é muito doloroso, na maioria das vezes por conta dos efeitos adversos da medicação, como as dores de cabeça e no corpo,

xii   Hepatite C – Eu Venci!

a alteração de humor com fortes depressões e também, dentre outros efeitos, a anemia, às vezes muito severa. Mas que valeria a pena se tratar, pois a Hepatite C pode evoluir para uma cirrose hepática e a chance de cura é muito boa.

Ressaltei nesse mesmo contato inicial que por conta dessas dificuldades montamos junto a um grupo de amigos, também portadores da Hepatite C, uma Organização Não Governamental que demos o nome de C TEM QUE SABER C TEM QUE CURAR www.ctemquesaber.com.br para lutar por essa causa e também pelos doentes da Hepatite C. Ressaltei que a nossa missão era lutar para que o Ministério da Saúde pudesse adotar a questão da Hepatite C como ação estratégica de governo e passar a investir mais na divulgação desse grave problema de saúde pública, nas campanhas de detecção precoce, capacitação médica e mais tratamentos.

Falamos bastante, por mais de uma hora, naquela tarde chuvosa. Ela já sabia que a prevalência dos portadores de Hepatite C no Brasil era grande, em torno de 4 milhões de pessoas, sabia também que a maioria nem desconfiava estar doente pela ausência de sintomas e também pela gritante falta de campanhas governamentais, e ao mesmo tempo que queria iniciar um tratamento e se preocupava com a saúde das demais pessoas que passavam também por esse mesmo problema.

No meio do telefonema, eu disse a ela: *"Natalia, o médico que me curou da Hepatite C é um gastroenterologista que trabalha no Hospital da UNESP de Botucatu, ele se chama Giovanni Faria Silva, um Professor Doutor que montou em 2002 um Pólo Assistido ao Portador de Hepatites no Bloco 2 do campus da UNESP, e que funciona todas as quartas e quintas-feiras. Nós damos suporte para essa unidade com a sua divulgação, com campanhas de detecção nessa região e no apoio e encaminhamento aos doentes, na maioria não assistidos pelo poder público."* E continuei: *"Nesse serviço, a chance de cura da Hepatite C tem sido muito boa por conta da existência de uma equipe multiprofissional que procura amenizar os efeitos colaterais do longo tratamento que vai de 24 a 48 semanas e as vezes ainda por mais tempo. E isso gera uma alta adesão do paciente ao tratamento, em torno de 97%, ou seja, de 100 doentes,apenas 3 desistem do tratamento, um índice muito superior ao tratamento domiciliar, que também é um direito de todo portador.E o mais importante é que com esse sistema a chance de cura tem se mostrado superior a muitos países desenvolvidos."*

Natalia ficou encantada e ao mesmo tempo eufórica com o que ouvia e, de imediato, me perguntou quais eram os profissionais que faziam parte da equipe multidisciplinar que eu mencionava. Eu lhe disse que os pacientes chegavam ao pólo assistido para tomar a injeção e também para consultas direcionadas, ou seja, quem tivesse depressão passava pela psicóloga, anemia pela nutricionista, etc. Natalia percebeu ainda mais que a sua profissão de nutricionista poderia e como de fato iria ajudar ainda mais na vida de um portador de Hepatite C. Coisa que o destino reserva para pessoa que tem uma missão de Deus nessa vida...

No final do telefonema, convidei a Natalia para conhecer esse pólo e também nós e o Dr. Giovanni. Uma semana depois estavam lá a Natalia, o seu pai, hoje meu grande amigo a quem muito respeito, o seu Milton, a sua mãe, Ruth, e o seu marido, Wueislly. Percebi de cara que a Natalia tinha o apoio de sua família que era a base fundamental de toda essa força que ela magicamente tinha dentro de si. Senti de verdade o profundo amor que sua família tinha por ela e ela por eles. Achei isso maravilhoso e muito importante, pois foi a minha família, a minha mulher Angélica, o meu filho Pedro Paulo, o meu pai Paschoal e minha irmã Monica que me ajudaram a sair da profunda depressão e do período de muitas dificuldades que passei durante os quase dois anos, pois me curei somente no segundo tratamento.

Entre um café e um pão de queijo na cantina da UNESP, chegou o Dr. Giovanni, tranquilo como sempre, uma característica de seu estado de origem, Minas Gerais. Apresentamos a ele a Natalia e a sua bela e honrada família. Após várias duvidas e explicações do Dr. Giovanni, a Natalia se convenceu de que iria se tratar naquele local. Em pouco tempo, começou o tratamento, é verdade que teve efeitos colaterais indesejáveis, mas ela persistiu, lutou, sempre com o apoio da família, se mostrou uma guerreira implacável e, por fim, se curou.

Todos os dias encaminhamos vários doentes não só para esse serviço de Botucatu como também em outras cidades que possuem referências de tratamento de Hepatites Virais, que possuem excelentes médicos que também são preocupados e atentos ao movimento social. Virou uma rotina para nós orientar portadores desinformados e não assistidos pelo poder público. Eles recorrem a todos os militantes do movimento social quando estão com dificuldade, quando o Estado lhes vira as costas, não cumprindo o que é constitucional, nesse caso a saúde pública. Essa pouca ação do governo federal na divulgação e controle das hepatites traz na ponta um grande problema de gargalos existentes no fluxograma do SUS, principalmente nos exames que antecedem o tratamento. Por isso nossa demanda é grande.

Diante de toda essa correria, essa demanda, confesso que algumas pessoas nos marcaram de forma especial e uma delas, sem nenhuma sombra de

xiv   Hepatite C – Eu Venci!

dúvida, é a Natalia, pela sua forma ativa, porém meiga; guerreira, porém doce; uma menina que dá o devido valor a sua família, que os ama de verdade e tem essa reciprocidade no dia a dia de sua existência. Uma pessoa que busca incansavelmente os seus objetivos e que certamente vai alcançá-los.

Por isso, quando fui convidado a escrever no início desse seu livro, aceitei de pronto. Quero desejar todo o sucesso pessoal, profissional e familiar a minha querida amiga Natalia, pois o mundo precisa mais de pessoas de alto embasabamento humanístico, que tenham o calor humano para enxergar também o seu próximo.

Sucesso, Natalia, você certamente é um Anjo Solidário neste planeta.

Luiz Francisco Gonzalez Martucci
Presidente da ONG C TEM QUE SABER C TEM QUE CURAR
www.ctemquesaber.com.br.

Sumário

Agradecimentos v

Prefácio vii

Apresentação xi

Introdução xix

Parte Um
Conhecendo Melhor a Hepatite C

Capítulo Um
A Hepatite C e o Fígado 3

A Hepatite C 3
Hepatite Viral Aguda C *versus* Hepatite Viral Crônica C 4
Fígado – Um Órgão Vital 5
Funções do Fígado 6
Detectando a Hepatite C com a Biópsia do Fígado 6
O Que É? 7
A Importância da Biópsia 7
Tipos de Biópsia 8
O Paciente Sente Dor na Biópsia? 9
Riscos ao se Fazer uma Biópsia Hepática 10
Nutrição *versus* Fígado 10
Alimentos Valiosos 12

Capítulo Dois
Tratamento 13

Avaliação Inicial – Candidatos ao Tratamento 13
Medicamentos 15
Ribavirina 15
Interferon 17

xvi   Hepatite C – Eu Venci!

Casos Especiais para Tratamento 22
   Pacientes Transplantados 22
   Pacientes Coinfectados com HIV HCV 22
   Pacientes Pediátricos 23
   Pacientes com Distúrbios Psiquiátricos 24
   Pacientes com Doença Cerebrovascular, Coronária ou Insuficiência Cardíaca ... 24
   Pacientes com Insuficiência Renal Crônica 24
   Pacientes com Hemólise, Hemoglobinopatias e Supressão de Medula Óssea 24
   Pacientes com Hemofilia 25
   Pacientes com Cirrose Compensada 25
   Pacientes Usuários de Drogas 25
   Pacientes Gestantes 25
Fármacos Utilizados e Apresentações 28
   Esquemas de Administração dos Medicamentos 28
   Indicações de Condutas e Duração para os Tratamentos 30
Retratamento 31
   Pacientes Replicantes 31
   Pacientes Não Respondedores 31
   Pacientes Coinfectados com HIV HCV 32
Interrupção do Tratamento 32
Acompanhamento e Monitoramento 33
   Resposta Virológica por meio de Exames de Biologia Molecular 33
   Exame de HCV – Detecção por Tecnologia Biomolecular de Ácido
   Ribonucleico (Teste Qualitativo) na 4ª Semana 34
   Manejo da Plaquetopenia 37
   Pacientes Coinfectados com HIV HCV 37
   Importância da Carga Viral na 4ª e na 12ª Semana do Tratamento 37
Benefícios do Tratamento Multidisciplinar da Hepatite C 40

Capítulo Três
Efeitos Colaterais do Tratamento 43

Como Controlar os Efeitos Colaterais 43
   Nos Primeiros 30 Dias 44
   Durante o Tratamento 44
Os Principais Efeitos Colaterais Um a Um 46
   Gerais 46
   Queda de Plaquetas 47
   Anemia Hemolítica 47
   Complicações Oftalmológicas 47
   Com o Uso do Interferon 48
   Com o Uso da Ribavirina 51
Os Efeitos Colaterais nas Diferentes Regiões do Corpo 53
   Dores 53
   Problemas Estomacais 54
   Problemas Intestinais 55

Sumário xvii

Problemas Oftalmológicos.. 56
Problemas Respiratórios... 56
Problemas Bucais... 57
Problemas de Pele e Tecidos 58
Problemas Corporais 59
Os Efeitos Colaterais Emocionais e Psicológicos... 60
Ansiedade 61
Depressão 61
Raiva 62
Emoções.. 62
Confusão Mental 62
Dificuldade de Concentração... 62
Gravidez 63
Como Tentar Controlar Alguns dos Efeitos Colaterais Adversos 63
Constatações Importantes Que Devem Ser Investigadas –
Medidas Preventivas 65
Os Efeitos Colaterais e sua Influência na Resposta ao Tratamento..................... 65
Novos Medicamentos para Aumentar o Nível das Plaquetas 67
Quanto Mais Informação Melhor 68
A Importância de Relatar Efeitos Adversos às Autoridades de Saúde................ 68
Procedimentos Médicos e Laboratoriais Falhos ou Falhas Ocorridas
Envolvendo Equipamentos Médicos e Diagnósticos 69

Capítulo Quatro
Nutrição *versus* HCV **71**

Sistema Imunológico *versus* Processos Inflamatórios 71
Função Antioxidante 73
Nutrientes diretamente Relacionados com o Sistema Imunológico 74
O Ser Humano É Um Ser Individual... 77
Alimentos normalmente Recomendados para a Saúde Plena do Organismo....... 79
Alimentos Prejudiciais Que Devem Ser Evitados.. 81
A Importância da Dieta Equilibrada... 83
Dúvidas Mais Frequentes sobre Alimentação... 83
A Nutrição e a Depressão durante o Tratamento... 91

Parte Dois

Minha Luta Contra a Hepatite C

Capítulo Cinco
O Processo de Cura **99**

A Hora do Tratamento Chegou.. 99
Dicas para Quem Vai Iniciar o Tratamento da Hepatite C 103

xviii   Hepatite C – Eu Venci!

Dicas para Quem já Está em Tratamento... 105
Dicas para Fortalecer o Organismo e Diminuir os Riscos de Ter Infecções
Quando se Está Imunodeprimido 107
Estratégia Psicológica 108
Descobertas Pós-Medicação.. 111
Deus Faz a Diferença 115

Capítulo Seis
Diário de Minha Luta Vitoriosa.. 117

Período Pré-Tratamento.. 117
Minha Luta Dia a Dia.. 120

Capítulo Sete
Recomeço: Lição para Meu Renascer... 181

Anexo Um
Resposta Positiva Sustentada *versus* Cura.. 185

Qual a Diferença entre Cura e Resposta Positiva Sustentada na Hepatite C?........... 185
Minha Reação diante da Resposta Positiva Sustentada 187
Estudos Comprovam a Cura da Hepatite C 188
Indivíduos Curados da Hepatite C Apresentam Maior Resistência a uma
Nova Infecção... 194
Chances de Alcançar a Resposta Positiva Sustentada... 195
As Possibilidades de Resposta Positiva Sustentada.. 196
A Resposta ao Tratamento da Hepatite C Pode Variar Conforme o
Genótipo, o Peso e o Grau de Fibrose.. 197
Monitoramento Pós-Sucesso no Tratamento... 202

Anexo Dois
Gráficos e Ilustrações da Hepatite C no Mundo 203

Visão do Médico.. 207

Visão da Psicóloga 209

Mensagens e Depoimentos.. 225

Antes e durante o tratamento 225
Após o resultado de "não-detectável" 232

Autora 235

Introdução

> "A sabedoria é a coisa principal; adquire, pois a sabedoria, emprega tudo o que possuis na aquisição de entendimento. Exalta-a, e ela te exaltará; e, abraçando-a tu, ela te honrará."
>
> Provérbios 4:7 e 8

Depois do lançamento de meu primeiro livro, *Hepatite C, minha história de vida,* em 2006, passei um tempo sem escrever sobre a doença. Durante esse período, porém, não me afastei do assunto, pelo contrário. Li matérias e artigos científicos sobre a hepatite C em várias fontes, participei de alguns eventos ligados à saúde e procurei divulgar mais e mais meus conhecimentos por meio do meu livro e da minha história de vida.

E foi com alegria que pude constatar que muitos pacientes, parentes de portadores e profissionais da saúde foram beneficiados com a leitura de meu livro, pois recebi inúmeras cartas, *e-mails* e ligações telefônicas de pessoas de toda a parte do mundo fazendo perguntas, dando depoimentos e querendo também compartilhar suas histórias de vida.

Confesso que, com meu primeiro livro e sua divulgação, atingi alguns de meus objetivos – alertar sobre a disseminação da hepatite C e indicar caminhos para uma vida mais saudável dos seus portadores –, mas esses foram mínimos, reconheço, perto da dimensão da epidemia e da falta de informação e conhecimento demonstrada por todos. Ainda preciso fazer muito mais.

Uma preocupação colocada durante o Congresso Digestive Disease Week (DDW), de 2008, foi a de que a classe médica prevê que o ápice dos problemas causados pela epidemia de hepatite C venha a ocorrer no ano de 2015 em razão de que a maioria das infecções se deu nas décadas de 1970 e 1980. E tal apreensão é real porque muitos países, inclusive o Brasil, continuam a ignorar a gravidade do problema e, se continuarem sem programar ações ime-

xx   Hepatite C – Eu Venci!

diatas, não estarão preparados até a "bomba viral" explodir. Como consequência, poderemos presenciar a morte de centenas de milhares de indivíduos e o aumento na fila para transplante hepático. Um estudo realizado nos veteranos de guerra dos Estados Unidos demonstrou que o número de casos de cirroses aumentou 150% nos últimos dez anos, comparado com o período entre 1996 e 2006, e os casos de cirroses descompensadas aumentaram 200% nesse mesmo período.[1]

Uma apresentação muito importante feita no DDW de 2008 mostrou o pouco conhecimento dos médicos em geral em relação à hepatite C. Nos Estados Unidos, ao se realizar o seguimento de 20.233 casos positivos de ANTI-HCV, constatou-se que somente a metade (51,7%) tinha sido encaminhada a realizar o PCR para a confirmação da infecção.[2] Isso ocorreu em um país como os Estados Unidos, onde a divulgação da hepatite C pode ser considerada muito boa. A partir desses dados, podemos imaginar o que acontece em países como o Brasil, onde, por falta de campanhas do governo, a doença ainda é muito pouco conhecida pela população.

Dessa forma, sabendo que ainda há muito a ser feito, dou novamente minha contribuição com mais um livro sobre hepatite C. Agora, porém, com um maior aprofundamento sobre seu tratamento, a possibilidade de cura, os efeitos colaterais dos medicamentos e o processo de tratamento, sempre procurando compartilhar em detalhes e de forma franca, aberta e completa como foi passar por tudo isso até a resposta sustentada: a cura.

Pretendo, assim, fornecer aqui informações importantes referentes à alimentação, aos cuidados com o corpo, à mente e ao espírito, um conjunto que tanto me auxiliou a passar por todo esse longo processo e sair dele mais forte e vitoriosa do que quando entrei.

Por meio de todo meu aprendizado, espero mais uma vez levar uma luz sobre todas as dificuldades dessa luta contra a hepatite C e também esperança a você, leitor, quer seja um paciente, um profissional da saúde ou mesmo um parente do portador da doença em busca de mais informações que o alertem e o confortem nessa batalha.

Natalia Mira de Assumpção Werutsky

---

1   KANWAL, Fasiha; KRAMER, Jennifer. R.; ASCH, Steven M.; et al. *Burden of cirrhosis in a national sample of patients with chronic hepatitis C.* vol. 134, n. 4. DDW 2008 – T1016: Gastroenterology, 2008. p. A-815.
2   KANWAL Fasiha; ASCH, Steven M.; SCHNITZLER M.; et al. *Quality of care in patients with chronic hepatitis C virus infection.* vol. 134. DDW 2008 – T1017: Gastroenterology, 2008. p. A-815.

Parte Um

Conhecendo Melhor a Hepatite C

Capítulo Um

A Hepatite C e o Fígado

A Hepatite C

A hepatite C é uma doença hepática provocada pelo vírus HCV, transmitida por via sanguínea, de mãe para filho e raramente é transmitida por via sexual.

Apesar de a hepatite C ser considerada uma doença assintomática, ou seja, o portador não sente nada após a infecção pelo vírus, existem alguns sintomas que podem ser associados à infecção pelo vírus HCV, tais como:

- depressão e mau humor;
- diarreia;
- dor muscular e nas articulações;
- dor no fígado, no lado direito e superior do abdômen;
- enxaqueca;
- confusão mental;
- fadiga leve ou aguda;
- indigestão;
- inflamação abdominal;
- falta de concentração;
- disfunção cognoscitiva;
- perda de apetite;
- síndrome do intestino irritável;
- sintomas como de gripes de longa duração;
- suor noturno;
- tonturas e problemas de visão periférica;
- vontade de urinar frequentemente.

No entanto, a maioria dos portadores só percebe que está doente anos após a infecção – como foi o meu caso, no qual descobri a doença com 24 anos –, quando resulta em problemas de saúde, como fadiga crônica, problemas hepáticos até hepatite crônica com risco de cirrose e câncer no fígado.

Hepatite Viral Aguda C *versus* Hepatite Viral Crônica C

Os sintomas produzidos pela hepatite viral podem variar dependendo se a hepatite é crônica ou aguda. Muitos casos de hepatite podem ser tão leves e inespecíficos que passam por uma simples infecção viral – como uma gripe.

Vários pacientes com hepatite aguda ou crônica podem ser assintomáticos. Os sintomas (veja adiante) não são parâmetro para saber a evolução da doença.

Sintomas apresentados:

Hepatite Aguda	Hepatite Crônica
Fadiga intensa	Fadiga
Olhos amarelados	Dor nas articulações
Pele amarelada	Vermelhões na pele
Urina escura	Perda da memória
Febre baixa	
Desconforto gastrointestinal	

Apresentam quadro clínico de hepatite aguda C:

- 20% dos indivíduos com soro conversão anti-HCV documentado;
- pacientes que, no início dos sintomas, apresentam anti-HCV negativo e que, depois, é convertido para anti-HCV positivo na segunda dosagem – realizada com intervalo de 90 dias; e
- pacientes que possuem quadro laboratorial de anti-HCV negativo com detecção do HCV-RNA por biologia molecular (qualitativo), realizado por volta de 90 dias após o início dos sintomas ou da data de exposição, quando essa for conhecida em paciente com histórico de exposição potencial ao vírus da hepatite (HCV).

Nesses casos, não há necessidade de se realizar a biópsia hepática (mais detalhes neste capítulo), que só deve ser indicada em caso de dúvidas diagnósticas ou para iniciar o tratamento.

Apresentam quadro clínico de hepatite viral crônica C:

- os portadores do HCV detectado por meio de exames de HCV-RNA por biologia molecular (qualitativo) no soro após 6 meses do quadro agudo.

A hepatite aguda causa menos danos ao fígado que a hepatite crônica.

Fígado - Um Órgão Vital

O fígado é um dos maiores e mais importantes órgãos do corpo humano. Ele pesa em média 1,5 quilo e se localiza no lado direito, no quadrante superior da cavidade abdominal, protegido pelas costelas. Junto com o baço e a medula óssea, o fígado é responsável pela hematopoiese – processo de formação, desenvolvimento e maturação das células sanguíneas. O fígado – assim como a medula óssea, os linfonodos (gânglios linfáticos) e o baço – é denominado também órgão hematopoiético. Esses órgãos produzem, no processo de hematopoiese, os elementos do sangue – os leucócitos, as hemácias e as plaquetas. Nas primeiras semanas de gestação (aproximadamente no 19° dia), o saco vitelino é o principal local da hematopoiese. De seis semanas até aproximadamente o sétimo mês de vida fetal, o fígado e o baço são os principais órgãos envolvidos e continuam a produzir células sanguíneas até cerca de duas semanas após o nascimento.

O fígado se divide em dois lobos (partes). O lobo direito é seis vezes maior que o esquerdo. O órgão é totalmente recoberto pelo peritônio e é irrigado pela artéria hepática, recebendo sangue venoso do baço e dos intestinos pela veia porta. Abaixo do lobo direito situa-se a vesícula biliar, uma bolsa de 9 cm, aproximadamente, que tem a capacidade de coletar cerca de 50 ml de bile produzida pelo fígado. O suprimento sanguíneo das células hepáticas no fígado normal é feito principalmente pela veia porta.

A veia porta hepática é formada pela união das veias mesentérica superior e esplênica. A veia mesentérica superior drena sangue do intestino delgado e partes do intestino grosso, estômago e pâncreas. A veia esplênica drena sangue do estômago, pâncreas e partes do intestino grosso. A veia mesentérica inferior, que deságua na veia esplênica, drena partes do intestino grosso. O fígado, assim, recebe sangue arterial (artéria hepática própria) e venoso (veia porta

6   Hepatite C – Eu Venci!

hepática) ao mesmo tempo. E todo o sangue sai do fígado pelas veias hepáticas que deságuam na veia cava inferior.

Funções do Fígado

As funções do fígado são:

- integração entre os vários mecanismos energéticos do organismo;
- armazenar e metabolizar as vitaminas;
- fazer a síntese das proteínas plasmáticas;
- desintoxicação de toxinas químicas produzidas pelo organismo;
- desintoxicação de toxinas químicas externas ao organismo;
- filtragem mecânica de bactérias;
- controlar o equilíbrio hidrossalínico normal; e
- secretar a bile.

O fígado participa do processo de digestão, armazena vitaminas, anula o efeito de drogas, estoca energia e produz compostos necessários à coagulação do sangue. É um órgão extremamente complexo, importante e de difícil tratamento.

Ainda não existe remédio capaz de reavivar as funções de um fígado que já entrou em falência. Uma vez mortas, as células hepáticas não se recuperam. Contudo, se é difícil curar um fígado doente, a incrível versatilidade de um fígado saudável tem dado esperança de vida a milhares de pessoas em todo o mundo.

O fígado é um dos órgãos mais propícios ao transplante, causando menos rejeição do que outros já rotineiramente transplantados, como coração ou rins. Possui capacidade de continuar funcionando mesmo quando é cortado ao meio: o fígado é capaz de se regenerar, voltando ao tamanho normal. Assim, um mesmo órgão pode ser usado para salvar a vida de duas pessoas. E mais ainda, um simples pedaço do fígado de uma pessoa saudável pode salvar a vida de outra. Por isso, é na área dos transplantes que os hepatologistas têm obtido as maiores conquistas.

Detectando a Hepatite C com a Biópsia do Fígado

Como o dano hepático pode ocorrer até mesmo em casos assintomáticos ou não ser detectado com resultados de exames normais, é importante submeter-se à biópsia para determinar se há dano no fígado, especialmente antes de iniciar o tratamento medicamentoso (veja no Capítulo 2). Antes de iniciar o tratamento com Interferon e Ribavirina, a biópsia do fígado pode indicar o grau de necrose celular dos hepatócitos (morte das células do fígado), inflamação (infiltração celular e inchaço) e cirrose (tecido cicatrizado).

O Que É?

A biópsia do fígado é um procedimento diagnóstico, invasivo, em que se retira uma pequena quantidade de tecido hepático para ser examinado em um microscópio, a fim de ser identificado o grau de lesão celular existente no fígado. O mais comum é retirar a amostra com a aplicação de um anestésico local – dependendo do tipo da biópsia, aplica-se a anestesia geral. Esse procedimento pode ser feito tanto em clínicas quanto em hospitais. O paciente fica em observação de quatro a seis horas após o término da cirurgia, podendo receber alta logo em seguida. Caso o médico ache necessário, o paciente fica em observação o dia todo, podendo ir para casa no dia seguinte, se não houver nenhuma complicação.

A Importância da Biópsia

A biópsia é o melhor exame para se medir realmente a extensão ou o grau do provável dano hepático. Ela identifica a presença ou não de fibroses, inflamação hepática, cirroses, enfim, fornece informações valiosas sobre a situação hepática do paciente, do prognóstico da possível evolução da doença e ainda como e se deverão ser administrados os medicamentos. Os exames de sangue não são capazes de identificar esses danos. A biópsia fornece, assim, valiosa informação sobre o estado do fígado.

Se a biópsia mostrar um processo de cirrose, isso determinará a necessidade de exames adicionais, como endoscopia superior, para verificar se existem varizes no esôfago (veias inchadas no esôfago que podem causar hemorragias) e também testes de sangue para câncer, detectando a presença de alfafetoproteína (AFP) e uma ultrassonografia do fígado (estes exames de rastreamento de nódulos malignos devem ser realizados a cada seis meses, por toda a vida).

De acordo com o Protocolo de Tratamento de Hepatite C, o resultado da biópsia é um dos requisitos para o paciente ser contemplado com o medicamento gratuito no Sistema Único de Saúde (SUS). Segundo o protocolo,

8 Hepatite C – Eu Venci!

o paciente deve ter realizado a biópsia nos últimos 24 meses e nesta deve ter sido evidenciada atividade necroinflamatória de moderada a intensa (maior ou igual a A2 pela classificação METAVIR ou atividade portal ou periportal grau 2, segundo a Sociedade Brasileira de Patologia) e/ou deve ter sido verificada a presença de fibroses moderadas ou intensas (maior ou igual a F1, segundo a classificação METAVIR e a Sociedade Brasileira de Patologia).

Em alguns casos, a biópsia é dispensada. Essa decisão pode ser tomada pelo médico nos casos em que se observam evidências de uma cirrose já estabelecida, com sintomas como a ascite (barriga d'água) ou varizes no esôfago, associados a indicadores como plaquetas baixas ou tempo de coagulação inadequado. Pacientes hemofílicos ou com problemas de coagulação não podem realizar a biópsia, pois há a possibilidade de ocorrência de sangramentos e hemorragias. Nestes casos, o diagnóstico pode ser feito somente por meio dos resultados clínicos e exames laboratoriais do paciente.

Alguns médicos, no caso de o paciente estar infectado com os genótipos 2 ou 3 do vírus, acham a biópsia desnecessária. Eles preferem iniciar logo o tratamento, pois raciocinam que, se nesses genótipos é conseguida uma cura da ordem de 70% dos tratados, não é necessário o resultado da biópsia para tomar outras decisões. Mesmo sem identificar os danos hepáticos, os medicamentos são eficazes, tendo grandes chances de êxito no tratamento, eliminando definitivamente o vírus. Apesar disso, é importante que sejam obtidas informações mais precisas sobre o real dano hepático do paciente, para que o diagnóstico seja mais preciso e para a verificação, no final do tratamento, da possível regressão de fibroses e cirrose.

A intenção do tratamento não é somente a erradicação do vírus, ou seja, uma visão apenas virológica. O paciente deve ser avaliado como um todo, e alguns pacientes podem apresentar um estágio de fibrose avançado, mesmo infectados pelos genótipos 2 ou 3, e estes pacientes devem ser monitorados mesmo com o resultado da erradicação do vírus.

Tipos de Biópsia

A biópsia pode ser realizada de forma percutânea, por endoscopia ou por videolaparoscopia.

Na biópsia *percutânea*, o médico determina o melhor local, profundidade e ângulo do furo da agulha por exame físico e pelo uso de um aparelho de ultrassom. São anestesiadas a pele, a área abaixo da pele e o fígado, e uma agulha é passada rapidamente até o órgão, retirando uma amostra das células hepáticas.

Na biópsia por *videolaparoscopia*, o exame é feito por meio de um cateter guiado por uma microcâmera de vídeo. Na biópsia por endoscopia, um cateter com uma microcâmera de vídeo é introduzido pelo esôfago. Nestes casos, indica-se anestesia geral.

Os riscos são semelhantes tanto na biopsia percutânea quanto na laparoscópica, sendo que, na laparoscopia, são necessárias a anestesia e uma internação, e é um procedimento mais dispendioso.

O tamanho do material recolhido ao fazer uma biópsia varia entre 1 cm e 3 cm em comprimento e entre 1,2 mm e 2 mm em diâmetro, representando 1/50.000 da massa total do fígado, que pesa cerca de 1,5 kg em um homem adulto.

Após a biópsia ter sido realizada, os pacientes são monitorados durante algumas horas, período no qual se observa se existe ou não hemorragia. Alguns pacientes podem sofrer uma baixa súbita da pressão sanguínea, causada por um reflexo vagal, decorrente do sistema vagal. Quando este é ativado, o paciente entra em um quadro clínico de palidez, bradicardia e até desmaio. O reflexo vagal distingue-se de uma hemorragia por causa do pulso lento em vez de acelerado, além de o paciente suar acima do normal e ter náuseas.

Os fatores de risco para a hemorragia, depois da biópsia, são a idade avançada do paciente, mais de três tentativas com a agulha para a execução do procedimento e a presença de cirrose ou câncer de fígado. A cirrose é outro fator de risco para hemorragia fatal durante uma biópsia de fígado. Por isso é recomendável a realização da biópsia em uma clínica que tenha infraestrutura hospitalar.

O Paciente Sente Dor na Biópsia?

Poucos pacientes relatam ter sentido algum tipo de dor durante a biópsia. Outros experimentam dor em outros órgãos ou partes do corpo.

Aproximadamente um quarto dos pacientes, depois da biópsia, sente dor no quadrante superior direito do abdômen ou também no ombro direito. A dor normalmente é moderada ou intensa. Dor contínua, severa, no abdômen pode indicar uma complicação mais séria, como sangramento ou peritonites (inflamação da membrana que reveste as paredes das cavidades abdominais e pélvicas). A biópsia é um procedimento cirúrgico e provoca, assim, certo desconforto. Os momentos mais doloridos são na hora da anestesia local e da

10   Hepatite C – Eu Venci!

inserção da agulha, no caso da biópsia percutânea. Apesar disso, é tudo muito suportável.

Qualquer dor ou sintoma pós-cirúrgico deve ser informado ao médico.

Riscos ao se Fazer uma Biópsia Hepática

Os riscos de uma biópsia são pequenos, já que o risco de morte durante sua realização é extremamente baixo, variando de 0,1% a 0,01%. A taxa de mortalidade entre pacientes depois de uma biópsia percutânea é de aproximadamente 1 em 12 mil. A mortalidade é mais alta entre pacientes que sofrem biópsias de lesões malignas.

O sangramento do local de entrada da agulha no fígado é um risco primário – isto acontece em menos de 1% dos pacientes. Complicações secundárias depois de uma biópsia incluem desconforto localizado no local da biópsia e dor, que requer o uso de algum analgésico.

Outros riscos são a perfuração de outros órgãos, como rins, vesícula, pulmão ou cólon.

Há alguns fatores que influenciam a decisão de se fazer uma biópsia. Ela não deve ser feita se:

- o paciente tomou aspirina nos últimos 5-7 dias;
- o exame de hemoglobina está abaixo de 9-10 gramas/dl;
- as plaquetas estão abaixo de $50.000/mm^3$-$60.000/mm^3$;
- a protrombina está acima de 1,4;
- existem evidências clínicas de cirroses; e
- o paciente possui desordens que provocam sangramentos, como hemofilia, que pode ser corrigida temporariamente com fatores de coagulação, como a vitamina K.

Por isso, antes de fazer a biópsia, o médico deve solicitar ao paciente que faça exames de hemograma completo, plaquetas, tempo de protrombina e tromboplastina ativada, para que possa se certificar das reais condições clínicas do paciente.

Nutrição *versus* Fígado

As nossas células são formadas por nutrientes e precisam receber o aporte necessário de vitaminas, minerais, aminoácidos, carboidratos, gorduras e água para que possam se reproduzir e cumprir suas funções adequadamente. Por isso, a alimentação é a base de tudo e influi diretamente em nosso estado físico, bioquímico, emocional, mental e intelectual.

A alimentação adequada é aquela que proporciona plenitude de saúde ao indivíduo, respeitando as individualidades bioquímicas e genéticas. É uma alimentação saudável, equilibrada, diversificada e harmônica que proporciona nutrição ao organismo de forma quantitativa e qualitativa, suprindo todas as necessidades energéticas e estruturais do ser humano. Isso garante a boa execução de todas as funções do corpo, além de determinar o grau de saúde que podemos apresentar.

Esta alimentação deve ser completa, diversificada, em quantidade e qualidade adequadas. Deverá conter alimentos e nutrientes suficientes para suprir as necessidades diárias de gorduras, carboidratos e proteínas (aminoácidos) assim como as de vitaminas, minerais, fibras e água.

A alimentação adequada é extremamente importante, principalmente para pacientes com hepatite. O fígado, como vimos, é um órgão essencial ao organismo, e é diretamente atingido nos casos de portadores da hepatite C – que pode causar uma infecção significativa neste órgão, levando o indivíduo a perder suas funções hepáticas gradativamente, chegando mesmo a uma cirrose e até a falência hepática.

O fígado funciona como uma grande fábrica. Mais de quinhentas funções diferentes devem ser realizadas dia e noite para a produção de diversas enzimas, proteínas, vitaminas, fatores de coagulação, antialérgicos, colesterol, gorduras, ácidos biliares, hormônios, anticorpos, entre outros compostos.

Quando o fígado precisa trabalhar intensamente, ele acaba sobrecarregado e pode aumentar de tamanho, pois torna-se inflamado na tentativa de cumprir o trabalho extra. Nesse ponto, a hepatite pode agravar ainda mais a situação hepática, levando à *inflamação* do fígado.

Uma alimentação que não obrigue o trabalho excessivo do fígado pode ajudar a evitar uma maior progressão na velocidade do dano às células hepáticas. A alimentação, a hidratação e o condicionamento físico adequados são elementos importantes para isso. Ingerir alimentos que não obriguem o fígado a trabalhar intensamente resulta em menor atividade inflamatória, podendo atuar de forma positiva sobre a progressão da doença. Se a alimentação incluir alimentos *depurativos*, que ajudam a eliminar as toxinas do organismo e combater os radicais livres, acabará ajudando também o fígado a cumprir suas funções de forma natural e plena.

Alimentos Valiosos

Alho, cebola, aspargo, pepino, verduras amargas (como chicória, acelga etc.), banana, maçã, manga, pêssego, aveia, limão, pimentão, melão, melancia, cenoura, ameixa, batata, batata-doce, espinafre, uva, azeitona, pera, morango, feijões, arroz integral, grãos, sementes, milho e muitos outros alimentos são normalmente de fácil metabolização pelo fígado, além de conterem diversas vitaminas e minerais essenciais ao organismo.

Podemos ver que a alimentação saudável é rica e variada. E não há necessidade de um grande esforço para se obter uma dieta balanceada, substancial, saborosa e equilibrada.

Em geral, uma alimentação adequada tem como base a drástica diminuição da ingestão de gorduras saturadas e trans, açúcares refinados, acidulantes, espessantes, adoçantes, corantes, conservantes, agrotóxicos, produtos industrializados, frituras e carboidratos simples. Por outro lado, o aumento do consumo de frutas, legumes, vegetais, leguminosas, tubérculos, grãos e cereais integrais, além de sementes e castanhas, ricos em nutrientes e fibras, auxilia na eliminação de resíduos tóxicos e medicamentosos, além de promover a saúde do corpo.

Deve-se evitar a ingestão de todos os alimentos que possam sobrecarregar a função hepática, como aspirar, comer ou utilizar produtos e alimentos que tenham aditivos químicos, corantes, conservantes, hormônios, pesticidas, antibióticos, agrotóxicos ou poluentes. É preciso também não ingerir de forma alguma bebidas alcoólicas; fazer uso racional e consciente de medicamentos, com indicação médica; e aumentar o consumo de alimentos funcionais, como os alimentos com propriedades antibacterianas, antifúngicas e anti-inflamatórias, tais quais alho, cebola, gengibre, própolis, rabanete, alho-poró, açafrão etc.

A nossa preocupação não deve ser só com aquilo que não devemos comer, mas principalmente com o que devemos ingerir, digerir, absorver, metabolizar, utilizar e excretar.

Falaremos mais sobre a importância dos alimentos no Capítulo 4.

Capítulo Dois

Tratamento

Muitos estudos têm sido realizados em todo o mundo com o objetivo de curar a hepatite C.

No Brasil, 10 mil pacientes (0,25% dos infectados pela hepatite C) receberam tratamento pelo Sistema Único de Saúde em 2007. É estimado que, no máximo, outros 0,25% tenham recebido tratamento particular. O número de pessoas tratadas ainda é insignificante em relação ao tamanho da epidemia.

Os critérios do Ministério da Saúde do Brasil para indicação do tratamento antiviral para HCV são:

- ter diagnóstico de hepatite viral crônica C;
- ter realizado, nos últimos 24 meses, biópsia hepática em que tenham sido evidenciadas as seguintes características: (a) atividade necroinflamatória de moderada a intensa (maior ou igual a A2 pela Classificação METAVIR ou atividade portal ou perisseptal grau 2 ou maior pela classificação da Sociedade Brasileira de Patologia); (b) e presença de fibrose de moderada a intensa (maior ou igual a F2 pelas classificações METAVIR ou da Sociedade Brasileira de Patologia);
- ter entre 12 e 70 anos;
- ter contagem de plaquetas acima de 50.000/mm^3 e de neutrófilos acima de 1.500/mm^3.

Avaliação Inicial – Candidatos ao Tratamento

Antes de uma pessoa decidir se deve ou não dar início ao tratamento da hepatite, é importante que ela responda primeiro a estas questões:

1. Como está o seu fígado?

14 Hepatite C – Eu Venci!

2. Qual é o seu risco de desenvolver cirrose, câncer ou até seu risco de morte nos próximos anos?
3. Que benefícios você terá ao realizar o tratamento e que consequências terá caso decida não se submeter a ele?
4. Quais são os efeitos colaterais e adversos do tratamento atual?
5. Sua família e amigos o estão apoiando?
6. Qual é a sua decisão?

Os pacientes com hepatite C candidatos a tratamento devem ser submetidos a uma avaliação inicial. Nessa avaliação devem constar a anamnese completa, exames físicos, bioquímicos e os seguintes exames complementares mínimos exigidos para o início do tratamento:

- hemograma completo com contagem de plaquetas;
- ALT, AST;
- tempo de protrombina, bilirrubina, albumina;
- creatinina, ácido úrico, glicemia de jejum;
- TSH;
- anti-HIV;
- HBsAg;
- Beta-HCG, para mulheres em idade fértil que usarão Ribavirina;
- biópsia hepática e exame anatomopatológico realizado nos últimos dois anos, salvo nos casos em que existam restrições;
- genotipagem do HCV – biologia molecular: o exame de genotipagem só deve ser solicitado para pacientes que já tenham preenchido todos os critérios de inclusão e realizado a biópsia hepática sem apresentar critérios de exclusão;
- genotipagem do HCV – biologia molecular: o exame de genotipagem em pacientes coinfectados com HIV HCV pode ser facultativo, à medida que esses pacientes comecem a utilizar Interferon Peguilado, independente do genótipo;
- pacientes com genótipo tipo 1 e que estejam sendo avaliados para o uso de Interferon Peguilado Alfa associado à Ribavirina ou pacientes que estejam sendo avaliados para o uso de Interferon Peguilado Alfa em monoterapia, já tendo preenchido todos outros critérios de inclusão e que não apresentem critérios de exclusão, deverão realizar o exame HCV – detecção por tecnologia biomolecular de ácido ribonucleico (teste quantitativo) antes do início do tratamento.

Medicamentos

Ribavirina[1]

A Ribavirina é um medicamento indicado junto com o Interferon para o tratamento de pacientes com hepatite C. A droga também é usada para tratar infecções severas de recém-nascidos com o vírus sincitial respiratório, que é a infecção mais comum do trato inferior do sistema respiratório em crianças.

Pacientes com problemas cardíacos não devem fazer uso de Interferon e Ribavirina.

A Ribavirina ataca e destrói o HCV, gerando mutações em excesso na célula viral, alterando e deformando seu material genético, o RNA. Os vírus de RNA, como o HIV e os vírus da *influenza*, têm como característica produzir uma mutação naturalmente alta, para evitar e escapar à maioria dos tratamentos e vacinas.

A molécula de Ribavirina pode modificar o lugar de atuação da droga, o que significa que o vírus enxertaria a Ribavirina equivocadamente nas cópias recentemente formadas de seu genoma de RNA. Essa inserção de Ribavirina no vírus RNA pode criar mutações genéticas de uma cultura do vírus que cresce nas células. Quanto mais drogas eles agregarem aos novos RNAs, mais mutações serão geradas e, com o número de mutações aumentado, menos vírus conseguirão sobreviver. Nas mais altas concentrações de Ribavirina testadas, somente uma em cada dez milhões de partículas do vírus sobreviveu.

Uma das poucas drogas disponíveis para tratar a hepatite C atua gerando um dilúvio de novas mutações que agonizam o vírus – um mecanismo conhecido como a catástrofe do erro, segundo um novo estudo de pesquisadores da University of California, San Francisco (UCSF). O mecanismo recentemente descoberto para a Ribavirina deve ajudar as companhias farmacêuticas a criar versões mais eficazes da droga para curar uma proporção maior de pacientes com hepatite C.

Dois estudos da revista *Hepatology* confirmaram a importância da Ribavirina, quando administrada corretamente, na possibilidade de alcançar resposta terapêutica no tratamento da hepatite C. Uma nova pesquisa, realizada com mais de 5 mil pacientes que pela primeira vez estavam sendo tratados com Interferon Peguilado nos Estados Unidos, mostra resultados

---

1 Ainda não é totalmente conhecido o mecanismo de ação da Ribavirina.

16 Hepatite C – Eu Venci!

surpreendentes. Fugindo do tradicional esquema de 1.000 mg/dia para pacientes até 75 kg e de 1.200 mg/dia para aqueles que pesam acima de 75 kg (a Ribavirina por peso do paciente é fator fundamental para o sucesso no tratamento da hepatite C), os pesquisadores empregaram as seguintes dosagens de Ribavirina:

- pacientes com menos de 65 kg, dosagem de 800 mg/dia;
- pacientes entre 65 kg e 84 kg, dosagem de 1.000 mg/dia;
- pacientes entre 85 kg e 104 kg, dosagem de 1.200 mg/dia; e
- pacientes entre 105 kg e 125 kg, dosagem de 1.400 mg/dia.

O tratamento foi de 48 semanas para os genótipos 1, 4, 5 e 6. Os pacientes com os genótipos 2 ou 3, dependendo da resposta terapêutica, recebiam tratamento por 24 ou 48 semanas. Todos realizaram a reação em cadeia da polimerase (PCR – carga viral) no início do tratamento e nas 24ª, 48ª e 72ª semanas (esta última para verificar a resposta após 6 meses do final do tratamento).

Caso a Ribavirina apresentasse anemia, com níveis abaixo de 10 gm/dl, a dosagem era reduzida, e, se o nível caísse para um valor inferior a 8,5 gm/dl, a Ribavirina era retirada. Porém, os pesquisadores admitem que seja possível usar a Eritropoetina para evitar reduzir ou descontinuar a Ribavirina.

Um dos artigos da revista *Hepatology* relata o resultado total encontrado nos 5.027 pacientes que receberam o tratamento com Ribavirina em função do peso, apresentando os seguintes resultados:

- Pacientes com genótipo 1 tratados com Ribavirina nas dosagens indicadas pelo peso apresentaram 34% de resposta sustentada (cura) contra 28,9% dos que receberam as dosagens fixas de Ribavirina.
- No mesmo grupo do genótipo 1, mas considerando somente os que possuíam alta carga viral, o índice de cura foi de 31,2% e 26,7%, respectivamente.
- Nos pacientes com genótipos 2 ou 3 não foram encontradas diferenças significativas no tratamento pelo peso do paciente ou pela dosagem fixa tradicionalmente utilizada, sendo de 61,8% contra 59,5%, respectivamente.
- Nos pacientes com genótipos 2 ou 3, o tratamento por 48 semanas não apresentou resultado de resposta sustentada (cura) superior ao do tratamento por 24 semanas.

- A resposta virológica (PCR realizado 6 meses após o final do tratamento) foi encontrada em 44,2% dos tratados pelo peso contra 40,5% dos tratados com dosagem fixa.
- A redução de hemoglobina (anemia) foi superior nos pacientes tratados com a dosagem de Ribavirina em função do peso, não se encontrando variações nas diferentes faixas de peso.

Os autores concluem que a dosagem de Ribavirina baseada no peso do paciente é mais efetiva para alcançar a resposta terapêutica do que quando administrada em dose fixa, como tradicionalmente é realizado, em particular para infectados com o genótipo 1, tendo demonstrado ser superior em todas as faixas de peso.

Já no caso de infectados com os genótipos 2 ou 3, a dose fixa tradicionalmente utilizada é eficaz e não foi comprovado nenhum benefício na realização do tratamento por 48 semanas em vez das 24 semanas até agora indicadas.

Interferon

O Interferon é uma proteína naturalmente produzida em nosso corpo com a função de atuar como um mensageiro na luta contra os vírus invasores, ativando o sistema imunológico e interferindo na reprodução desses vírus. O medicamento Interferon é uma reprodução sintética do interferon produzido naturalmente pelo organismo.

O organismo produz diferentes tipos de interferons. O Interferon Alfa é produzido pelos glóbulos brancos do sangue; o Interferon Beta é produzido pelas células de várias partes do corpo; e o Interferon Gama é produzido pelas células chamadas de linfócitos T.

Os tipos de interferons possuem atividade antiviral e efeito antitumoral, podendo induzir à febre. Sua produção durante infecções é benéfica, porque eles ajudam a dominar a infecção, mas podem provocar reações alérgicas e autoimunes. Os Interferons são utilizados nos tratamentos de câncer e infecções virais.

O interferon é uma proteína mensageira produzida pelo organismo em reação à infecção por vírus. Acredita-se que iniba a reprodução dos vírus e melhore as atividades protetoras do sistema imunológico.

O Interferon Peguilado, quanto ao princípio ativo, é semelhante ao Interferon convencional. A peguilação adiciona à molécula de Interferon uma mo-

18   Hepatite C – Eu Venci!

lécula de polietilenoglicol, produto inerte que consegue alterar a cinética do fármaco e fazer com que ele seja absorvido mais lentamente pelo organismo, de maneira mais contínua, alterando totalmente sua forma de atuar.

O polietilenoglicol (PEG) é um polímero sintético e inerte, de cadeia longa, que envolve totalmente a molécula de Interferon, aumentando seu tamanho e diminuindo sua eliminação pelos rins. Portanto, aumenta significativamente seu tempo de circulação na corrente sanguínea.

Um dos benefícios dessa alteração é o de ser necessária apenas uma aplicação semanal, em comparação com as três aplicações do Interferon convencional. Isso, com certeza, traz um grande conforto ao paciente.

Mais ainda, o Interferon Peguilado permanece atuante no organismo por até 7 dias, diferentemente do Interferon convencional, cujo tempo de ação é de 2 a 7 horas. Isso garante maior eficácia na resposta ao tratamento.

Os pacientes tratados com o Interferon Peguilado demonstram maior empenho e aceitação do que aqueles tratados com o convencional, ou seja, maior número deles consegue completar o tratamento quando usam o Interferon Peguilado. Os efeitos colaterais dos dois tratamentos são praticamente iguais, no entanto, há diferenças, como a queda das plaquetas, que são mais intensas e mais preocupantes nos indivíduos tratados com Interferon convencional. Outra diferença significativa é a frequência de aplicação. Como já foi dito, enquanto o Interferon convencional deve ser aplicado 3 vezes por semana, o Interferon Peguilado deve ter aplicação semanal.

Para o êxito do tratamento, é muito importante que o paciente siga os horários corretos e a frequência para a aplicação do medicamento, administrando as doses corretas. O tratamento deve ser levado a sério, sem interrupções e pausas. Se alguns destes fatores não estiverem sendo seguidos, o médico deverá ser avisado.

Pacientes Indicados para o Tratamento com Interferon Peguilado pelo SUS

Os pacientes candidatos ao tratamento com Interferon Peguilado são os que apresentam estas características:

- são portadores do HCV, detectado mediante exames de HCV-RNA por biologia molecular (qualitativo);
- realizaram, nos últimos 24 meses, biópsia hepática em que tenham sido evidenciadas todas as seguintes características: (a) atividade ne-

croinflamatória de moderada a intensa (maior ou igual a A2 pela Classificação METAVIR ou atividade portal ou perisseptal grau 2 ou maior pela Classificação da Sociedade Brasileira de Patologia); e (b) presença de fibrose de moderada a intensa (maior ou igual a F2 pelas classificações METAVIR ou da Sociedade Brasileira de Patologia);

- são portadores do vírus da hepatite C do genótipo 1, utilizando-se técnicas de biologia molecular para detecção e posterior caracterização genotípica do HCV; e
- a contagem de suas plaquetas está acima de 75.000/mm³.

Pacientes Não Indicados para o Tratamento com Interferon Peguilado ou Alfa

Os pacientes não indicados para o tratamento com Interferon Peguilado ou Alfa apresentam as seguintes características:

- já possuem um histórico de tratamento prévio com Interferon Peguilado (associado ou não à Ribavirina);
- consumiram álcool de modo abusivo nos últimos 6 meses;
- hepatopatia descompensada;
- cardiopatia grave;
- doença da tireoide descompensada;
- neoplasias;
- diabete melito tipo 1 de difícil controle ou descompensada;
- convulsões não controladas;
- imunodeficiências primárias;
- homens e mulheres sem adequado controle contraceptivo;
- gravidez (Beta-HCG positivo);
- não concordem com o termo de responsabilidade.

Como Aplicar o Interferon

As aplicações de Interferon são por via subcutânea, na gordura existente embaixo da pele, da mesma forma que as injeções de insulina para diabéticos. Aqueles pacientes que estiverem em tratamento com Interferon Peguilado devem ter suas doses semanais aplicadas em Serviços de Tratamento Assistido ou em serviço especialmente identificado para tal fim pelas Secretarias Estaduais e/ou Municipais de Saúde.

20 Hepatite C – Eu Venci!

Assim, as ampolas ficarão em poder dos serviços já mencionados e não dos pacientes em tratamento. Para facilitar o trabalho dos serviços identificados, sugere-se que os pacientes sejam agrupados e previamente agendados para a aplicação do medicamento. Dependendo da apresentação comercial disponível na Secretaria de Saúde, da indicação e peso do paciente, o uso das ampolas do medicamento poderá ser compartilhado se adotadas as medidas técnicas de segurança de manipulação e aplicação do medicamento. Os Serviços de Tratamento Assistido ou os serviços especialmente identificados para tal fim pelas Secretarias Estaduais e/ou Municipais de Saúde deverão possuir equipe multidisciplinar com o objetivo de facilitar e aumentar a adesão do paciente ao tratamento.

Recomenda-se que as Secretarias procurem garantir o tratamento do seu início ao fim com a mesma molécula de alfapeinterferona-alfa 2a ou alfa 2b.

Existe também a possibilidade de o paciente retirar o medicamento nos postos de tratamento e fazer a aplicação em casa. Isso deve ser autorizado pelo médico que analisará caso a caso. Este fará um planejamento para a retirada e aplicação da medicação.

Como Armazenar o Interferon

De acordo com indicações das empresas que produzem este medicamento, ele é estável, desde que não diluído, podendo permanecer durante 7 dias à temperatura ambiente, e por até 30 meses armazenado sob refrigeração. Não o coloque no congelador ou freezer. A porta da geladeira não é um local adequado, pois sofre muitas variações de temperatura; procure a parte interna da geladeira. O Interferon reconstituído é estável durante 1 mês na geladeira e nunca poderá ficar na temperatura ambiente.

Como Levar Interferon em Viagens

Se o paciente que faz uso constante do Interferon for viajar de avião, o medicamento não será afetado ao passar pela máquina de verificação de bagagens do aeroporto. Caso tenha dúvidas, leve-o em sua bagagem de mão, passando pelo detector de metal. Para manter o Interferon sob refrigeração, você pode conservá-lo em uma garrafa térmica, ou em uma bolsa térmica macia ou de isopor, embrulhando-o em jornal de forma a evitar contato direto com o gelo. Sempre leve a prescrição médica indicando o tratamento, pois alguns agentes de saúde de rodovias e aeroportos poderão duvidar do uso dos medicamentos.

A Que Horas Aplicar o Interferon?

Recomenda-se aplicar as injeções à noite, de forma que o paciente esteja dormindo durante o período em que podem aparecer os primeiros efeitos colaterais. Como os efeitos não são os mesmos para todos os pacientes, uma ideia que pode dar resultado é perceber quanto tempo depois da aplicação ocorrem os piores efeitos colaterais, e então aplicar horas antes, de modo que elas aconteçam durante o sono (veja mais detalhes no Capítulo 3).

Os primeiros efeitos colaterais costumam aparecer em média a partir de 2 horas após a aplicação. O pico do medicamento tende a ser de 72 horas, mas, à medida que as horas passam, os efeitos tendem a diminuir.

Para algumas pessoas, o melhor momento para as aplicações é pela manhã, dependendo, claro, do organismo e da rotina de cada um.

Escolha um dia da semana em que você tenha a possibilidade de descansar nos dias seguintes à aplicação. Muitas pessoas que trabalham aplicam na sexta-feira à noite, passando o final de semana em casa. Outras preferem ter o final de semana mais livre para viajar, passear e aplicam o medicamento no domingo à noite. Veja o que for mais conveniente para você.

Como Aplicar a Injeção de Interferon?

O medicamento pode ser aplicado sem problemas em casa. O próprio portador pode fazer isso.

Algumas dicas para a aplicação:

- sente-se confortavelmente e limpe a área na qual será aplicada a injeção utilizando chumaços de algodão embebido em álcool – você deve usar a região superior e mais externa da coxa ou seu abdômen;
- segure a seringa como se fosse uma caneta – é aconselhável usar uma agulha fina, como as utilizadas para aplicar insulina, própria para injeção subcutânea;
- use sua outra mão para pinçar um prega de pele (cerca de 2 cm) na parte superior externa da coxa ou abdômen;
- com a seringa posicionada a cerca de 45°, introduza delicadamente a agulha nos locais previamente indicados até que ela atinja a parte de plástico. Empurre o êmbolo para baixo para injetar o Interferon;
- após a aplicação, retire a seringa e a agulha e jogue o material usado na Caixa Coletora de Material Perfurocortante (ou similar) para evitar algum acidente com alguém que recolha o lixo;

- pressione delicadamente a área da injeção com um chumaço de algodão limpo; e
- não se preocupe se houver um pequeno vazamento – o local não deve sangrar muito; se houver um sangramento maior, pressione a área mais um pouco.

Áreas do Corpo para Aplicação do Interferon

A aplicação deve ser subcutânea e de preferência na região do abdômen ou das coxas, caso seja necessária uma rotatividade maior do lugar da aplicação.

Neste momento faço um alerta: a concentração do Interferon no organismo é menor se aplicado nos braços. Esta recomendação não consta na bula dos medicamentos escrita em português, mas consta em bulas escritas em outros idiomas. Veja o alerta nas bulas em espanhol do Pegasys (*Pegasys* é uma marca comercial dos peguilados):

> *Lugar de administración: La vía subcutánea de PEGASYS debe restringirse al abdomen y los muslos. La exposición a PEGASYS fue menor después de la administración en un brazo que en el abdomen o en un muslo.*

Não encontrei pesquisas a respeito deste assunto, mas, segundo o *site* do *Grupo Otimismo* <www.hepato.com/port_otimismo.htm>, essa recomendação é dos próprios fabricantes. Assim, por precaução, é aconselhável aplicar o Interferon somente no abdômen ou nas coxas.

Casos Especiais para Tratamento

Pacientes Transplantados

O tratamento do HCV em transplantados será tema de discussões nas reuniões do Comitê Assessor do Programa Nacional para a Prevenção e o Controle das Hepatites Virais – PNHV (PNHV) e seguirá para posterior regulamentação

Pacientes Coinfectados com HIV HCV

Para pacientes nessa condição, observa-se o seguinte:

- em pacientes com contagem CD4 elevado, é preferível tratar o HCV antes do HIV;

- em pacientes que necessitam de terapia antirretroviral (TARV), é preferível iniciar com a TARV e postergar o tratamento do HCV para recuperação imune do HIV;
- o início concomitante do tratamento é de difícil manejo pela quantidade de comprimidos – tanto os antirretrovirais para o HIV quanto a Ribavirina para o HCV – e pela toxicidade das drogas e interação entre elas; e
- deve haver cautela no uso simultâneo de Ribavirina e DDI, que pode aumentar o risco de acidose lática e pancreatite, principalmente em pacientes cirróticos. Também sugere-se cautela na associação de Zidovudina com Ribavirina, pois as duas drogas têm como efeito adverso a anemia. Sempre que possível, durante o tratamento com Ribavirina, deve-se utilizar esquema antirretroviral que não contenha essas drogas.

Os critérios de tratamento para pacientes com coinfecção com HIV HCV são:

- pacientes que não estejam em falha terapêutica do HIV, ou seja, aqueles estáveis clínica (ausência de infecção oportunista ativa ou nos últimos 6 meses) e imunologicamente (contagem mantida de linfócitos T CD4+ > 200 cels/mm^3); e
- pacientes coinfectados com HIV HCV com presença de qualquer grau de fibrose (de F1 a F4).

Pacientes Pediátricos

Não existe nenhum estudo sobre o uso de Interferon Peguilado em pacientes com menos de 18 anos. Dessa forma, pacientes abaixo de 12 anos de idade, em que se considere o tratamento para hepatite C, devem ser avaliados por um comitê de especialistas nomeado pelo Gestor Estadual do SUS para avaliar o uso de Interferon convencional associado ou não a Ribavirina. Para o uso de Interferon Peguilado em pacientes pediátricos, há a necessidade de se aguardar a conclusão dos estudos que mostram as evidências científicas e sua aprovação pelas agências reguladoras, incluindo a Agência Nacional de Vigilância Sanitária e o Ministério da Saúde. Neste sentido, no protocolo Clínico

24 Hepatite C – Eu Venci!

e Diretrizes Terapêuticas da Hepatite Viral C, não há a recomendação, neste momento, do uso de Interferon Peguilado para a faixa etária citada.

Pacientes com Distúrbios Psiquiátricos

Pacientes com distúrbios psiquiátricos devem ter a sua condição psiquiátrica estabilizada, em tratamento psiquiátrico regular e com avaliação de especialista em psiquiatria, liberando o paciente para o tratamento. Sugere-se nesses casos avaliar a relação risco/benefício.

Pacientes com Doença Cerebrovascular, Coronária ou Insuficiência Cardíaca

Pacientes com doença cerebrovascular, coronária ou insuficiência cardíaca devem ter a sua condição clínica estabilizada para dar início ao tratamento da hepatite C. Esses pacientes são mais sujeitos a efeitos adversos e sugere-se, nesses casos, avaliar a relação risco/benefício.

Pacientes com Insuficiência Renal Crônica

Pacientes com depuração da creatinina endógena (DCE) abaixo de 50 ml/min e/ou em hemodiálise devem ser tratados em Serviços de Alta Complexidade do SUS. A Ribavirina não deve ser utilizada em pacientes com clearance menor que 50 ou sob hemodiálise.

Taxas de resposta viral sustentada mais alta são alcançadas nesses pacientes com o tratamento do Interferon, comparando-se com pacientes sem insuficiência renal, possivelmente pelo aumento da meia-vida do medicamento nessa situação. A atividade do Interferon Peguilado é diminuída em pacientes com insuficiência renal crônica.

Pacientes com Hemólise, Hemoglobinopatias e Supressão de Medula Óssea

Nessas situações, pode ser considerada a possibilidade de monoterapia com Interferon Peguilado.

Pacientes com Hemofilia

Nesta situação, os pacientes podem realizar o tratamento sem a necessidade da biópsia hepática.

Pacientes com Cirrose Compensada

Em pacientes com cirrose compensada diagnosticada clinicamente e/ou por meio de exames laboratoriais, e que apresentem varizes de esôfago e indícios ecográficos dessa situação, também podem realizar o tratamento sem a necessidade de biópsia hepática.

Pacientes Usuários de Drogas

O tratamento para usuários de drogas deverá ser individualizado, sendo necessária avaliação periódica em relação ao consumo de substâncias e sua interação com o tratamento indicado.

Pacientes Gestantes

É extremamente contraindicado engravidar durante o tratamento, em um período de até 6 meses após o término do tratamento ou começar o tratamento já estando gestante. Existe risco real de má-formação fetal nesses casos. Por isso, não importa se no casal é o homem ou a mulher o portador de hepatite C que vai iniciar ou está em tratamento, ambos devem conversar com um médico ginecologista ou obstetra para verificar a melhor forma de prevenção da gravidez no período crítico. Já antecipo minha posição contrária ao uso de anticoncepcionais, por trazerem alterações desagradáveis ao organismo da mulher e não protegerem contra doenças infectocontagiosas, além de agredirem o corpo.

O Risco da Transmissão da Hepatite C da Mãe para o Filho

No caso de portadoras do HCV que engravidaram, um estudo realizado por pesquisadores franceses sobre o risco de transmissão vertical (da mãe infectada para o filho) publicado na revista *AIDS*, em 2007, procurou identi-

26   Hepatite C – Eu Venci!

ficar os fatores de risco necessários para haver a transmissão do HCV para o bebê.

O estudo incluiu 214 mulheres com hepatite C atendidas em seis hospitais entre outubro de 1998 e setembro de 2002. Do total, 45% delas estavam infectadas com o vírus da hepatite C e 55% eram coinfectadas com HIV HCV.

A recomendação da realização do teste de detecção em crianças nascidas de mães positivas deve ser realizado quando a criança completar 15 meses de idade. Caso o teste seja realizado antes dos 15 meses, será muito provável obter-se um resultado positivo, porém, ele pode vir a ser um *falso positivo*, já que os anticorpos da mãe ainda se encontram presentes no sangue da criança.

Os resultados encontrados pelos pesquisadores franceses confirmam isso. Das 214 crianças nascidas de mães positivas, 12 delas (5,6%) se encontravam positivas ao se realizar o PCR com 12 meses de vida, mas 3 destas crianças se tornaram negativas ao PCR e normalizaram as transaminases quando o teste foi realizado com 18 meses de vida, resultando numa taxa de transmissão da mãe para o filho de somente 4,2% no total dos nascimentos.

Analisando os resultados separadamente, foi encontrado que, nas mulheres coinfectadas com HIV HCV, a transmissão para a criança foi maior. Seis dessas crianças permaneciam positivas aos 18 meses de vida, resultando numa possibilidade de transmissão de 13,6%. O risco de uma mãe coinfectada com HIV HCV foi três vezes superior que naquelas mães monoinfectadas com a hepatite C.

Não foram encontradas diferenças na possibilidade de transmissão nas diversas modalidades do parto (veja o Quadro 2.1). A mesma possibilidade de contágio está presente tanto no parto normal quanto na cesariana realizada após a ruptura da membrana ou nas cesarianas eletivas, independentemente de serem mulheres infectadas somente com a hepatite C ou coinfectadas com HIV HCV.

A carga viral também é um fator importante: mulheres com mais de 800.000 UI/ML (6 Log.) apresentam maiores possibilidades de transmissão da doença que aquelas com baixa carga viral.

Pesquisadores da Inglaterra, do *Children's Hospital Liver Unit*, em Birmingham, publicaram no *Journal of Clinical Virology* um pequeno estudo realizado com quatro pares de gêmeos nascidos de mães portadoras de hepatite C, nos quais somente um dos filhos foi infectado.

Uma mulher infectada com o vírus da hepatite C pode transmitir a doença a seu filho durante a gestação ou durante o parto. Por existir uma possibilidade pequena, de somente 5%, a gravidez não é contraindicada (em mulheres coinfectadas com HIV HCV, a possibilidade de transmissão é superior). Ainda não existe nenhuma terapia apropriada para evitar a transmissão da hepatite C aos filhos.

Após uma pesquisa nos arquivos do hospital, as quatro mães e as oito crianças foram selecionadas para realização de testes. Nos quatro casos, somente uma das crianças foi infectada pela mãe, permanecendo a outra sem nenhum indicador de contato com o vírus.

Dos quatro partos foi constatado que em três deles o segundo gêmeo foi que resultou infectado e que todos os gêmeos infectados eram meninas. No único caso em que o primeiro gêmeo foi o infectado, a transmissão foi associada à ruptura da membrana. Em nenhuma das mulheres foram realizados procedimentos invasivos durante a gravidez.

Os autores concluíram que a transmissão da hepatite C por parte da mãe é mais provável de afetar o segundo gêmeo, provavelmente pela separação placentária durante o nascimento, ficando este mais exposto a infecção.

Informam ainda que o parto por cesárea poderia ser recomendado em casos de gravidez de gêmeos a fim de evitar a ruptura da membrana.

Quadro 2.1 Dados curiosos sobre a transmissão da hepatite C durante o parto

> Em um artigo publicado na revista *The Lancet,* pesquisadores afirmaram que a cesárea é mais conveniente para evitar a contaminação durante o parto.
>
> Apesar de o baixo índice de crianças positivas (6,7%) nascidas de mães positivas, observou-se, durante um estudo com 441 casos, que a possibilidade de contágio durante o parto normal é 3,8 vezes superior que no parto por cesárea.
>
> Em casos de mães coinfectadas com HIV HCV, a infecção com a hepatite C é muito superior.

Fonte: MOTHER-to-child transmission of hepatitis C virus: evidence for preventable peripartum transmission. *Lancet*. 9 set. 2000. 356:904-907.

Não se encontrou nenhum indício de que a amamentação transmita a doença. Amamentar não traz nenhum problema para a criança; muito pelo contrário, proporciona um vínculo maravilhoso entre mãe e filho, além de fortalecer e nutrir plenamente o bebê.

Fármacos Utilizados e Apresentações

O Interferon convencional, o Peguilado e a Ribavirina, como já dito diversas vezes, são os medicamentos usualmente utilizados no tratamento de HCV. Eles são registrados na ANVISA e são comercializados das seguintes formas:

a) Interferon Alfa-2a recombinante: frasco-ampola com 3.000.000 UI, 4.500.000 UI e 9.000.000 UI para uso subcutâneo.

b) Interferon Alfa-2b recombinante: frasco-ampola com 3.000.000 UI, 4.500.000 UI, 5.000.000 UI, 9.000.000 UI e 10.000.000 UI para uso subcutâneo.

c) Interferon Peguilado Alfa-2a: frasco-ampola com 135 mcg (apesar de estar registrado na ANVISA, não está sendo comercializado atualmente no Brasil) e 180 mcg.

d) Interferon Peguilado Alfa-2b: frasco-ampola de 50 mcg (apesar de estar registrado na ANVISA, não está sendo comercializado atualmente no Brasil), frasco-ampola de 80, 100, 120 e 150 mcg. As ampolas de 80, 100 e 120 mcg contêm, respectivamente, segundo informações da bula do medicamento registrada na ANVISA, 112, 140 e 168 mcg de Interferon Peguilado.

e) Ribavirina: cápsulas com 250 mg.

Esquemas de Administração dos Medicamentos

Para pacientes com hepatite viral aguda C:

a) Início do tratamento: Interferon convencional Alfa-2a ou Alfa-2b, 5.000.000 UI, SC, 1 vez ao dia, durante 4 semanas.

b) Na sequência: Interferon convencional Alfa-2a ou Alfa- 2b, 3.000.000 UI, SC, 1 vez ao dia, durante 20 semanas.

Para pacientes com hepatite viral crônica C:

a) Interferon convencional Alfa-2a ou Alfa-2b, 3.000.000 UI, SC, 3 vezes por semana, associado ou não à Ribavirina – a não utilização da Ribavirina só pode ocorrer depois de esgotadas as tentativas constantes de manejo de complicações resultantes do tratamento ou nas situações previstas para pacientes com hemólise, hemoglobinopatias e supressão de medula óssea; pode ser considerada a possibilidade de monoterapia com Interferon Peguilado;

b) Interferon Peguilado Alfa-2a, 180 mcg, SC, 1 vez por semana, associado ou não à Ribavirina; a não utilização da Ribavirina só pode ocorrer depois de esgotadas as tentativas constantes de manejo de complicações resultantes do tratamento ou nas situações previstas para pacientes com hemólise, hemoglobinopatias e supressão de medula óssea; pode ser considerada a possibilidade de monoterapia com Interferon Peguilado;

c) Ribavirina, 1.000 mg a 1.250 mg por dia, via oral, para pacientes com genótipo tipo 1 (1.000 mg por dia para pacientes com menos de 75 kg e 1250 mg por dia para pacientes com 75 kg ou mais).

d) Ribavirina, 800 mg a 1000mg por dia, via oral, para pacientes com genótipos 2 ou 3.

A seguir, veremos nas tabelas 2.1 e 2.2 informações de administração dos medicamentos e suas variações de acordo com o peso do paciente.

Tabela 2.1 Modo de administração do Interferon Peguilado Alfa-2b em monoterapia (adaptado conforme apresentações comerciais disponíveis)

Peso do Paciente	Apresentação	Volume total da ampola	Quantidade a ser administrada	Volume a ser administrado
40 kg - 51,9 kg	80 mcg em 0,5 ml	0,7 ml	48 mcg	0,3 ml
52 kg - 69,9 kg	.	.	64 mcg	0,4 ml
70 kg - 87,9 kg	.	.	80 mcg	0,5 ml
88 kg - 99,9 kg	.	.	96 mcg	0,6 ml
100 kg - 115 kg	.	.	112 mcg	0,7 ml
116 kg - 129,9 kg	100 mcg em 0,5 ml	0,7 ml	120 mcg	0,6 ml
130 kg - 147,9 kg	.	.	140 mcg	0,7 ml
Acima de 148 kg	120 mcg em 0,5 ml	0,7 ml	156 mcg	0,6 ml

Fonte: Protocolo Clínico e Diretrizes Terapêuticas para Hepatite Viral C. No Despacho do Secretário de Vigilância em Saúde, publicado no Diário Oficial da União nº. 194, de 8 de outubro de 2007, Seção 1, página 59, onde se lê: "Em 5 de outubro de 2007", leia-se: "Em 28 de setembro de 2007".

30   Hepatite C – Eu Venci!

Tabela 2.2 Modo de administração do Interferon Peguilado Alfa-2b combinado com Ribavirina (adaptado conforme apresentações comerciais disponíveis)

Peso do Paciente	Apresentação	Volume total da ampola	Quantidade a ser administrada	Volume a ser administrado
40 kg - 46,9 kg	80 mcg em 0,5 ml	0,7 ml	64 mcg	0,4 ml
47kg - 57,9 kg	.	.	80 mcg	0,5 ml
58 kg - 67,9 kg	.	.	96 mcg	0,6 ml
68 kg - 76,9 kg	.	.	112 mcg	0,7 ml
77 kg - 84,9 kg	100 mcg em 0,5 ml	0,7 ml	120 mcg	0,6 ml
85 kg - 97,9 kg	.	.	140 mcg	0,7 ml
98 kg - 104,9 kg	120 mcg em 0,5 ml	0,7 ml	156 mcg	0,6 ml
Acima de 105 kg	.	.	168 mcg	0,7 ml

Fonte: Protocolo Clínico e Diretrizes Terapêuticas para Hepatite Viral C. No Despacho do Secretário de Vigilância em Saúde, publicado no Diário Oficial da União nº. 194, de 8 de outubro de 2007, Seção 1, página 59, onde se lê: "Em 5 de outubro de 2007", leia-se: "Em 28 de setembro de 2007".

Indicações de Condutas e Duração para os Tratamentos

Para o tratamento com Interferon não Peguilado:

- pacientes portadores de genótipo 2 e 3 deverão completar 24 semanas de tratamento; e
- pacientes portadores de genótipo 4 e 5 deverão completar 48 semanas de tratamento.

Para o tratamento com Interferon Peguilado:

- pacientes portadores de genótipo 1 deverão completar 48 semanas de tratamento, desde que seja documentada a presença de Resposta Virológica Precoce na 12ª semana de tratamento, com negativação ou redução de 2 log (100 vezes) do HCV-RNA, em relação ao nível pré-tratamento;
- pacientes coinfectados com HIV HCV, independentemente do genótipo e com qualquer grau de fibrose (F1 a F4), deverão realizar o tratamento com Interferon Peguilado associado ou não à Ribavirina por 48 semanas, desde que seja documentada a presença de Resposta Virológica Precoce (negativação ou redução de 2 log (100 vezes) do

HCV-RNA, em relação ao nível do pré-tratamento, na 12ª semana de tratamento). Recomenda-se que pacientes que pesam a partir de 75 kg ou mais utilizem a dosagem de 1200 mg (pela apresentação da Ribavirina de 250 mg, usa-se na prática 1250 mg) e menores que 75 kg, 1000 mg, independentemente do genótipo.

> **Observação:** A dose de Ribavirina nunca deve ser inferior a 11 mg por quilo do paciente ao iniciar o tratamento.

Retratamento

Pacientes Replicantes

Pacientes replicantes (ou recidivantes) são aqueles que chegaram a atingir níveis *indetectáveis* de PCR, mas, após o tratamento, o vírus da hepatite C volta a se multiplicar, tornando-se detectável novamente. Esses pacientes, após tratamento com Interferon convencional associado ou não à Ribavirina, independentemente do genótipo, poderão ser tratados com Interferon Peguilado e Ribavirina, devendo completar o esquema até a 48ª semana, desde que seja documentada a presença de Resposta Virológica Precoce (RVP) na 12ª semana de tratamento [negativação ou redução de 2 log (100 vezes) do HCV-RNA, detecção por tecnologia biomolecular de ácido ribonucleico (teste qualitativo) em relação ao nível pré-tratamento].

Pacientes Não Respondedores

Pacientes não respondedores são aqueles que não conseguem tornar o vírus *indetectável* em nenhum momento do tratamento com Interferon Peguilado e Ribavirina, sem interrupções nas aplicações e dosagem desses medicamentos. Esses pacientes, após tratamento com Interferon convencional associado ou não à Ribavirina, independentemente do genótipo, poderão ser tratados com Interferon Peguilado e Ribavirina, devendo completar o esquema até a 48ª semana, desde que seja documentada a presença de Resposta Virológica Precoce na 12ª semana de tratamento [negativação ou redução de 2 log (100 vezes) do HCV-RNA, detecção por tecnologia biomolecular de ácido ribonucleico (teste qualitativo) em relação ao nível pré-tratamento].

Pacientes Coinfectados com HIV HCV

Pacientes coinfectados com HIV HCV, replicantes ou não respondedores ao Interferon convencional associado à Ribavirina, de qualquer genótipo, deverão fazer o retratamento com Interferon Peguilado + Ribavirina, devendo completar o esquema até a 48ª semana, desde que seja documentada a presença de Resposta Virológica Precoce na 12ª semana de tratamento [negativação ou redução de 2 log (100 vezes) do HCV-RNA, detecção por tecnologia biomolecular de ácido ribonucleico (teste qualitativo) em relação ao nível pré-tratamento].

Aqui cabem duas observações:

1. A recomendação em coinfectados baseia-se em similaridade com os resultados obtidos em monoinfectados – pacientes portadores de genótipos 4 e 5, recidivantes ou não respondedores ao Interferon convencional, deverão receber retratamento com Interferon Peguilado + Ribavirina, devendo completar o tratamento por 48 semanas, desde que na 24ª semana de tratamento tenham negativado o exame HCV (detecção por tecnologia biomolecular de ácido ribonucleico, teste qualitativo).

2. Como não há evidências científicas consistentes, este protocolo não recomenda o retratamento com Interferon Peguilado dos portadores do genótipo 1 da hepatite C previamente tratados com Interferon Peguilado.

Interrupção do Tratamento

A decisão de interromper um tratamento deve ser sempre com ordem médica. Em geral, a interrupção ocorre por estas razões:

Interferon não Peguilado
a) pacientes com efeitos adversos sérios; e
b) pacientes intolerantes ao tratamento.

Interferon-Alfa Peguilado
a) pacientes com efeitos adversos sérios;
b) pacientes intolerantes ao tratamento;

c) pacientes com HCV genótipo tipo 1 que, após 12 semanas de tratamento com Interferon Peguilado associado à Ribavirina, ou em monoterapia com Interferon Peguilado, não tenham negativado o exame HCV – detecção por tecnologia biomolecular de ácido ribonucleico (teste quantitativo) ou que não tenham obtido uma redução maior ou igual a 100 vezes (2 logs) no número de cópias virais em relação à carga viral pré-tratamento; e

d) pacientes portadores de genótipos 4 e 5 que, após 24 semanas de tratamento com Interferon Peguilado associado à Ribavirina, não tenham negativado o exame HCV – detecção por tecnologia biomolecular de ácido ribonucléico (teste qualitativo).

Acompanhamento e Monitoramento

Determinados exames laboratoriais, que não os de biologia molecular, são necessários durante o tratamento.

Aqueles pacientes que, após a realização da avaliação inicial, se enquadrarem nos critérios de inclusão, e que não apresentarem critérios de exclusão, poderão iniciar com um dos tratamentos propostos neste protocolo. Os pacientes em uso de medicação deverão ser monitorados principalmente nas fases iniciais do tratamento. Os exames mínimos que o paciente deverá realizar durante o tratamento são:

- hemograma, plaquetas, ALT, AST, creatinina a cada 15 dias no primeiro mês, sendo que, após esse período, os exames devem ser realizados mensalmente;
- TSH a cada 3 meses; e
- para mulheres em idade fértil em uso de Ribavirina: Beta-HCG a cada 3 meses.

Resposta Virológica por meio de Exames de Biologia Molecular

Nos pacientes em uso de Interferon não Peguilado associado à Ribavirina nos genótipos tipo 2 e 3, deverá ser realizado o exame de HCV – detecção por tecnologia biomolecular de ácido ribonucleico (teste qualitativo) na 24ª sema-

34 Hepatite C – Eu Venci!

na, quando deverão interromper o tratamento. Pacientes que tiverem o exame da HCV – detecção por tecnologia biomolecular de ácido ribonucleico (teste qualitativo) positiva na 24ª semana de tratamento serão considerados não respondedores. Os pacientes com esse exame negativo ao final do tratamento (24ª semana) devem repeti-lo após 24 semanas para avaliar Resposta Virológica Sustentada (RVS). Em casos de pacientes com resultado positivo nesta 48ª semana, eles deverão ser considerados recidivantes.

Nos pacientes que estiverem em uso de Interferon Peguilado associado à Ribavirina ou Interferon Peguilado monoterapia deverá ser realizado o exame de HCV – detecção por tecnologia biomolecular de ácido ribonucleico (teste quantitativo) na 12ª semana de tratamento.

Pacientes que não tenham negativado o exame de carga viral ou que não tenham obtido uma redução de 100 vezes no número de cópias em relação à carga viral pré-tratamento deverão interromper o tratamento.

Pacientes que tenham negativado o exame de carga viral ou que tenham obtido uma redução de 100 vezes no número de cópias em relação à carga viral pré-tratamento deverão mantê-lo, realizando HCV – detecção por tecnologia biomolecular de ácido ribonucleico (teste qualitativo) na 48ª semana, momento em que o tratamento será interrompido. Caso o exame na 48ª semana seja negativo, o exame será repetido após 24 semanas para avaliação da RVS.

Exame de HCV – Detecção por Tecnologia Biomolecular de Ácido Ribonucleico (Teste Qualitativo) na 4ª Semana

Pacientes com Genótipo 1

Nos pacientes com genótipo 1, em tratamento com Interferon Peguilado associado à Ribavirina, a realização do HCV-RNA por biologia molecular (qualitativo) na 4ª semana, para detectar a Resposta Virológica Rápida (RVR), não deve servir como parâmetro para interromper o tratamento. A suspensão do tratamento, como já estabelecida, deve ser feita somente nos pacientes que não obtêm Resposta Virológica Precoce (RVP) na 12ª semana.

Por essa razão, o algoritmo obrigatório de biologia molecular, diagnóstico e de acompanhamento dos portadores crônicos de hepatite C genótipo 1 ainda não inclui a realização de exame de HCV – detecção por tecnologia biomolecular de ácido ribonucleico (teste qualitativo) na 4ª semana.

Pacientes com Genótipos 2 e 3

Os trabalhos que apontam para um menor período de tratamento nos pacientes com genótipos 2 e 3 levando em consideração a 4ª semana utilizaram Interferon Peguilado no esquema terapêutico, que o presente protocolo não propõe.

Por essa razão, o algoritmo obrigatório de biologia molecular, diagnóstico e de acompanhamento dos portadores crônicos de hepatite C genótipos 2 e 3 não inclui a realização de exame de HCV – detecção por tecnologia biomolecular de ácido ribonucleico (teste qualitativo) na 4ª semana.

Manejo de Complicações Resultantes do Tratamento

Pacientes em uso do Interferon (convencional ou Peguilado) e/ou da Ribavirina, que apresentem anemia e/ou leucopenia, devem ser manejados com o uso de fatores de crescimento mielóde (eritropoetina recombinante e/ou filgastrim, molgramostim ou lenogratim) ou redução da dose dos medicamentos, segundo o protocolo a seguir:

a) Até a 12ª semana do tratamento:
1º passo: uso de fatores estimulantes;
2º passo: redução da dose dos medicamentos, em caso de resposta inadequada ao 1º passo.

b) Após a 12ª semana de tratamento:
1º passo: redução da dose dos medicamentos;
2º passo: uso de fatores estimulantes, em caso de resposta inadequada ao 1º passo.

Uso de Eritropoetina Recombinante

Indicação: com hemoglobina atual menor que 10 g/dL ou queda > 3.0 g/dL em relação ao nível pré-tratamento, em pacientes que se mostrem sintomáticos em relação à anemia.

Momento de uso: veja o protocolo anterior (antes ou após a 12ª semana de tratamento).

Posologia: 40.000UI, SC, a cada semana.

Indicador de resposta: elevação da hemoglobina para nível > ou = a 10 g/ dL.

Tempo de uso: variável conforme a necessidade para manter o paciente com hemoglobina para nível > ou = a 10 g/ dL.

Uso de Filgastrim, Molgramostim ou Lenogratim

Indicação: neutrófilos menor que 750 cel/mm³;

Momento de uso: veja o protocolo anterior (antes ou após a 12ª semana de tratamento).

Posologia: 300 mcg, SC, 1 vez por semana;

Indicador de resposta: elevação de neutrófilos para valores > ou = a 750 cel./ mm³.

Tempo de uso: variável conforme a necessidade para manter o paciente com neutrófilos > ou = a 750 cel/ mm³.

Redução da Dose do Interferon

Momento de uso: veja o protocolo anterior (antes ou após a 12ª semana de tratamento).

Intensidade: inicialmente reduzir até 20% da dose em uso. Redução superior a 20% da dose deve ser realizada, a juízo clínico, após falência de todas alternativas de manejo citadas nesse protocolo.

Critério de suspensão: manutenção de neutrófilos menor que 500 cel/mm³, em qualquer momento do tratamento, após uso de fatores estimulantes e redução da dose do medicamento, conforme o protocolo anterior.

Redução da Dose da Ribavirina

Momento: veja o protocolo anterior (antes ou após a 12ª semana de tratamento).

Intensidade: inicialmente reduzir até 20% da dose em uso.

Caso seja necessário redução maior que 20%, deve-se tentar manter a dose mínima de 10,6 mg/Kg/dia.

Critério de suspensão: hemoglobina menor que 8.0 g/dL ou manutenção de sintomas de anemia, após o uso de fatores estimulantes e redução de dose do medicamento, conforme protocolo anterior.

Manejo da Plaquetopenia

Não existem citosinas disponíveis comercialmente para o manejo da plaqueto-penia induzida pelo tratamento com Interferon. Desse modo, deve-se manejar os pacientes que apresentam tal alteração com redução de dose dos medicamentos, conforme protocolo a seguir:

a) número de plaquetas < ou = 50.000: reduzir dose do Interferon (convencional ou Peguilado) em até 50%; e

b) número de plaquetas < ou = 25.000: suspender o tratamento.

Pacientes Coinfectados com HIV HCV

Nos usos de Interferon (convencional ou Peguilado) associado à Ribavirina, os pacientes coinfectados com HIV HCV, que apresentem anemia (Hb menor 10.0) e/ou neutropenia (neutrófilos menor que 1.000), devem ser manejados pela substituição da zidovudina pelo tenofovir, pelo uso de fatores de crescimento mielóde (eritropoetina recombinante e/ou filgastrim, molgramostim ou lenogratim para anemia e leucopenia, respectivamente) e/ou pela redução da dose dos medicamentos. A redução das doses da Ribavirina e do Interferon deve ser evitada antes da 12ª semana de tratamento.

Os benefícios esperados com o tratamento são:

a) Resposta Virológica Sustentada, definida pelo exame de HCV – detecção por tecnologia biomolecular de ácido ribonucleico (teste qualitativo) na 24ª semana após o final do tratamento, *negativo*;

b) aumento da expectativa de vida;

c) melhora da qualidade de vida;

d) redução da probabilidade de evolução para insuficiência hepática terminal que necessite de transplante hepático; e

e) diminuição do risco de transmissão da doença.

Importância da Carga Viral na 4^a e na 12ª Semana do Tratamento

Um estudo realizado em 433 pacientes (apresentado na 58ª edição da Sociedade Americana para Estudo das Doenças do Fígado – AASLD, em Boston, de 2 a 26 de novembro) determinou a importância da utilização de testes ultrassen-

38   Hepatite C – Eu Venci!

síveis para monitorar o tratamento da hepatite C objetivando individualizar o tratamento e aumentar as taxas de resposta e diminuir as recidivas.

Todos os pacientes possuíam o genótipo 1 do vírus e o estudo foi realizado prospectivamente aplicando os dois exames mais comuns para determinação do vírus: o exame de reação em cadeia da polimerase (PCR) com sensibilidade de 600 UI e o exame de ampliação mediada por transcrição (TMA) com sensibilidade de 5 UI.

O exame de PCR de 600 UI, chamado de carga viral, somente consegue dar um resultado quando a quantidade de vírus for superior a 600 UI. O de TMA, porém, não determina a quantidade de vírus; só é possível um resultado positivo caso encontre acima de 5 UI.

Os pacientes foram divididos em dois grupos: o grupo A, com 225 pacientes, no qual todos receberam 1,5 ug/kg de PegIntron e entre 800 e 1.400 mg/dia de Ribavirina durante 48 semanas; e o grupo B, com 208 pacientes, com um tratamento individualizado em relação à duração do tratamento, conforme os resultados obtidos.

Todos os pacientes realizaram exames de PCR e de TMA na 4ª e na 12ª semana do tratamento.

O Quadro 2.2 mostra em cada um dos grupos os resultados dos exames na 4ª e na 12ª semana e o que aconteceu nas recidivas após o final do tratamento com esses pacientes.

Devemos observar que existem três situações nos exames da 4ª e da 12ª semana. A primeira é quando o PCR (com sensibilidade de 600 UI) se encontra positivo e somente foi conseguida uma redução de 2 log na carga viral. A segunda situação é quando o PCR se encontra negativo, mas o TMA (com sensibilidade de 5 UI) apresenta resultado positivo. A terceira, finalmente, é a situação ideal, quando o PCR e o TMA se encontram ambos negativos (indetectáveis).

Estes foram alguns dos resultados obtidos por meio do estudo:

a) A replicação no total dos 433 pacientes do estudo foi de 36% quando o PCR ainda estava positivo na 4ª semana, contra somente 4% quando os dois exames estavam negativos nessa mesma semana do tratamento.

b) Em relação aos exames da 12ª semana, percebeu-se que 77% dos que apresentavam PCR positivo recidivaram, contra somente 20% dos que apresentavam os dois exames com resultados negativos.

Isto mostra que é muito importante a utilização de testes ultrassensíveis como o TMA na estratégia do tratamento. A partir dessas informações, deveria ser obrigatória a sua utilização, não somente para mudar os rumos do tratamento, personalizando-o, mas também para evitar recaídas (recidivas) do vírus após o tratamento.

Quando um paciente realiza o teste de PCR com sensibilidade de 600 UI na 12ª semana e apresenta um resultado negativo, tudo parece estar correndo perfeitamente, mas se existirem entre 5 UI e 600 UI do vírus no organismo, a possibilidade de esse paciente perder o tratamento recidivando o vírus é de 64%. Se o paciente realizar também o TMA e este apresentar resultado negativo, a possibilidade de recidiva cai para 20%. Diante desse resultado, o médico que trata um paciente com PCR negativo e TMA positivo na 12ª semana poderia optar por mudar a estratégia terapêutica, podendo prolongar a duração do tratamento.

Fica difícil explicar todas as situações, daí a apresentação do Quadro 2.2 a seguir.

Resposta de cada grupo		Recidivas (%)		
4ª semana	Redução de 2 log, PCR positivo	36% dos pacientes	19% do grupo A	63% do grupo B
	PCR negativo, TMA positivo	38% dos pacientes	22% do grupo A	49% do grupo B
12ª semana	Redução de 2 log, PCR positivo	77% dos pacientes	78% do grupo A	75% do grupo B
	PCR negativo, TMA positivo	64% dos pacientes	56% do grupo A	69% do grupo B
	PCR negativo, TMA negativo	20% dos pacientes	9% do grupo A	32% do grupo B

Fonte: 58° AASLD – Abstract 179. Importance of a minimal residual viremia for the relapse prediction in HCV Type 1. Patients receiving standard or individualized treatment duration. BERG, T.; WEICH, V.; TEUBER, G.; KLINKER, H.; MÖLLER, B.; RASWNACK, J.; HINRICHSEN, H.; GERLACH, T.; SPENGLER, U.; BUGGISCH, P.; BALK, H.; ZANKEL, M.; SARRAZIN, C.; ZEUZEM, S..

Benefícios do Tratamento Multidisciplinar da Hepatite C

Já é consenso que uma equipe multidisciplinar pode influir positivamente para que o paciente permaneça no tratamento.

Na Espanha, a equipe do Hospital del Mar, por exemplo, conseguiu melhorar significativamente os resultados no tratamento de portadores de hepatite C. Os pacientes tiveram menos desistências e efeitos colaterais por causa de um programa multidisciplinar de apoio que inclui médicos, enfermeiros, psicólogos, psiquiatras e farmacêuticos.

Os dados se apoiam em um estudo feito com 188 pacientes portadores de hepatite C, não infectados pelo vírus da AIDS, não tratados previamente e que iniciaram tratamento no Hospital del Mar entre 2003 e 2005.

Os pacientes foram divididos em dois grupos: um primeiro grupo com 91 pacientes controlados e acompanhados por hepatologistas, enfermeiras, farmacêuticos, psicólogos e psiquiatras, sob o Programa de Atenção Multidisciplinar; e o segundo grupo controlado e acompanhado de forma convencional somente pelo hepatologista – todos receberam o mesmo tratamento clínico.

Percebeu-se que o cumprimento terapêutico, que se considera como tal quando o paciente recebe 80% da dose prescrita durante 80% do tempo que dura o tratamento, foi 15% superior nos pacientes do primeiro grupo, em comparação com os do segundo.

Foram observadas, ainda, que as causas do não cumprimento do tratamento diminuíram no primeiro grupo, especialmente as psiquiátricas (ansiedade e depressão) e as causas hematológicas (anemia), em relação aos pacientes do segundo grupo.

Os efeitos colaterais do tratamento foram mais bem tolerados nos pacientes atendidos dentro do Programa de Atenção Multidisciplinar. A qualidade de vida, relacionada com a saúde do paciente, melhorou nos pacientes acompanhados pelo programa multidisciplinar.

Embora a hepatite C não tenha ainda um tratamento 100% eficaz, os importantes avanços no campo da pesquisa alcançaram porcentuais de cura que superam os 60% em razão da combinação de Interferon Peguilado e Ribavirina, acompanhado por uma equipe multidisciplinar.

O acompanhamento do paciente com equipe multidisciplinar pode aumentar em 25% a chance de cura no tratamento de hepatite C.

Tratamento   41

No tratamento do genótipo 1 (três em cada quatro portadores possuem este genótipo), as estatísticas demonstram que aproximadamente 42% dos pacientes tratados conseguem a cura definitiva da doença. É um número muito baixo e isso gera uma frustração tanto para os médicos quanto para os pacientes, além de ser um desperdício muito grande de dinheiro para os governos.

Estudos recentes confirmaram que é possível aumentar em até 25% o número de pacientes curados realizando o mesmo tratamento. Um estudo realizado pelo dr. Giovanni Faria Silva, publicado no *The Brazilian Journal of Infectious Diseases*, obteve um porcentual de cura de 52% nesse grupo específico de pacientes com o genótipo tipo 1. Esse estudo confirmou números que já se suspeitavam ser conseguidos em alguns centros médicos em que o tratamento é realizado na forma de tratamento assistido multidisciplinar.

O estudo do dr. Giovanni foi realizado no ambulatório de Gastroenterologia da Faculdade de Medicina de Botucatu da Universidade Estadual Paulista (Unesp/SP) e avaliou 58 pacientes com genótipo tipo 1 nunca antes tratados e que preencheram os critérios estabelecidos pelo Ministério da Saúde do Brasil para o tratamento da hepatite C (veja o Quadro 2.3). Foram seguidas totalmente as dosagens e as recomendações do protocolo governamental. O medicamento utilizado foi o Interferon Peguilado Alfa 2-b, PegIntron.

Todos os pacientes foram tratados e monitorados no meio acadêmico de uma instituição comunitária de saúde. Os pacientes recebiam as doses de Interferon semanalmente no ambulatório do hospital onde eram atendidos e acompanhados por uma equipe de médicos, enfermeiros, psicólogos e nutricionistas, o que resultou em uma adesão total ao tratamento, com um mínimo de interrupções por qualquer motivo. Durante o tratamento, os pacientes foram submetidos a exames hematológicos e bioquímicos semanal ou mensalmente, dependendo da condição clínica de cada um.

De cada 100 pacientes tratados da forma convencional, recebendo as ampolas para aplicação em casa ou simplesmente as tendo aplicadas no hospital sem o atendimento próximo de uma equipe multidisciplinar que possa diagnosticar de forma precoce os efeitos adversos e colaterais, 42 deles conseguiram a cura da hepatite C.

Enquanto isso, de cada 100 pacientes tratados com atendimento assistido multidisciplinar, o número de pacientes curados passa para 52. Um aumento de quase 25%!

42   Hepatite C – Eu Venci!

Os fatores que mais influenciam para um melhor prognóstico de resposta ao tratamento são:

- aderência ao tratamento;
- equipe multidisciplinar no cuidado com o paciente;
- carga viral baixa no início do tratamento;
- ausência de cirrose;
- genótipo diferente do 1; e
- níveis elevados da transaminase ALT/TGP.

Assim, podemos perceber que o acompanhamento multidisciplinar pode fazer toda a diferença!

Quadro 2.3 Tratamento realizado no ambulatório de Gastroenterologia da Faculdade de Medicina de Botucatu (Unesp/SP)

O tratamento de hepatite C realizado no ambulatório de Gastroenterologia da Unesp de Botucatu é "assistido" por uma equipe multidisciplinar e teve início no ano 2000, antes do advento do Interferon Peguilado; este medicamento só começou a ser usado em janeiro de 2004. Entretanto, antes mesmo da orientação da Secretaria de Saúde de São Paulo, os pacientes já procuravam o ambulatório semanalmente, apesar de não apresentarem necessidade "clínica" ou "farmacoeconômica". Eles iam até lá apenas para serem consultados pelos diversos profissionais do ambulatório e receberem um acompanhamento mais próximo e frequente.

Atualmente, a equipe multidisciplinar é composta por: 3 médicos "seniores", 5 médicos residentes, que fazem um rodízio anual ou mensal (no ambulatório de tratamento são 2 residentes do último ano – R4 da Gastro – que se alternam mensalmente), de 1 a 3 psicólogos (aprimorados e pós-graduados), 2 nutricionistas (1 aprimorada e 1 do serviço), 1 enfermeira (Mari – responsável pelo atendimento de enfermagem, pré e pós-consulta), 1 técnico de enfermagem (responsável pela aplicação da medicação), 2 estagiários e 1 aprimorando em pesquisa clínica.

Já foram tratados cerca de 700 pacientes portadores de HCV. Segundo o primeiro estudo feito com pacientes atendidos no ambulatório, o índice de cura é de 52% – essa taxa persiste quando são incluídos na análise os pacientes genótipo 1, naives, monoinfectados.

Capítulo Três

Efeitos Colaterais do Tratamento

Dizem que a primeira injeção de Interferon parece o primeiro beijo... a gente nunca esquece.

Como Controlar os Efeitos Colaterais

A primeira aplicação de Interferon é a que mais nos faz sofrer. Depois, o organismo vai se acostumando. Os efeitos colaterais mais severos na primeira ou segunda aplicação incluem febre, dores no corpo, dor de cabeça e calafrios durante um período aproximado de 15 a 72 horas após a aplicação.

Antes de começar o tratamento, fale com a equipe médica para que ela o oriente quanto aos efeitos colaterais. Não se automedique: todos os medicamentos são processados no fígado e podem atrapalhar o tratamento.

É conveniente aplicar a injeção de Interferon nas primeiras horas da noite. Os efeitos colaterais do Interferon geralmente começam entre 4 e 6 horas depois da aplicação; assim, você estará dormindo quando os efeitos começarem. Segundo a bula, o pico da ação e os efeitos mais severos do medicamento começam 15 horas após a aplicação e duram até 44 horas depois deste período.

Para reduzir os efeitos colaterais, é aconselhável aumentar o consumo de líquidos antes e durante o tratamento. A meta é ingerir de 4 a 5 litros (16 copos) por dia, incluindo apenas bebidas sem cafeína e sem álcool. Beba preferencialmente água e água de coco ou qualquer solução isotônica disponível (se não tiver nenhuma reação a estas bebidas). Sucos e chás também são indicados, mas os chás devem ter indicação médica, pois alguns são hepatotóxicos e sobrecarregam o fígado. Alguns grupos de apoio norte-americanos aconselham

44   Hepatite C – Eu Venci!

seus associados a beberem até 12 litros de água no dia da primeira aplicação, passando depois a beber entre 4 e 5 litros, todos os dias. A ingestão de líquidos aumenta a eliminação dos tóxicos produzidos pelos medicamentos, os quais, caso permaneçam no corpo, resultam em fadiga, dores de cabeça e musculares, além de confusão mental.

Pacientes que por qualquer problema acumulam líquidos no corpo devem consultar seu médico antes de ingerir líquidos em excesso.

Nunca ingira bebidas alcoólicas durante o tratamento ou colocará tudo a perder. O café deve ser evitado, pois aumenta a vontade de urinar. Cuidado com a chamada cerveja sem álcool, pois elas contêm 0,5% de álcool na sua composição.

Nos Primeiros 30 Dias

Nas primeiras duas semanas de tratamento, o corpo tenta se acostumar com o Interferon e a Ribavirina. Muitas pessoas relatam que sentem cansaço, que ficam alteradas emocionalmente, irritadas, sem apetite, perdem a capacidade de concentração nas tarefas do dia a dia e têm até dificuldades para dormir. Lembre que qualquer efeito colateral que você sentir irá diminuindo de intensidade e deverá desaparecer após o primeiro mês de tratamento.

O mais perigoso dos efeitos colaterais é a depressão, geralmente caracterizada pela perda de interesse nas atividades habituais, tendência ao isolamento em relação a família e amigos, sentimento de tristeza, falta de sono e até pensamentos suicidas. Se você experimentar algum desses sentimentos, avise imediatamente o seu médico.

Mantenha a equipe médica sempre informada de todas as sensações que experimentar, pois só assim ela poderá avaliar a evolução do tratamento e indicar correções de rumo.

Os primeiros 30 dias passam logo. Pense positivo, beba muita água para diminuir os efeitos colaterais, pois, após este período, tudo tende a melhorar.

Durante o Tratamento

Durante o tratamento de HCV, existe uma série de efeitos colaterais que podem ou não ocorrer em razão da ingestão dos medicamentos Interferon e Ribavirina. Muitos deles são baseados em relatos de pessoas que já passaram pelo tratamento; outros são constatações médicas. O conhecimento prévio ajuda o paciente a enfrentá-los da melhor forma possível. Sem querer assustar, é conveniente saber que alguns desses sintomas poderão aparecer; assim, previna-se!

Um dos principais problemas durante o tratamento é a alteração constante de humor. Alguns pacientes ficam muito agressivos e podem até ter depressões severas. É importante que os familiares, os colegas de trabalho e os amigos saibam do tratamento para que possam ajudar e para que tenham mais paciência com a pessoa que está em tratamento. O chamado "pavio curto" é um dos principais efeitos colaterais do Interferon, sendo mais sentido pelos parceiros, familiares e amigos do que pelo próprio paciente. O Interferon em muitos pacientes tem a qualidade de nos transformar psicologicamente, fazendo-nos querer brigar por qualquer motivo. E nas mulheres que isso é percebido com mais intensidade, principalmente quando se soma à famosa tensão pré-menstrual (TPM), aumentando os efeitos colaterais.

Os sintomas físicos também são muito frequentes, e são descritos pelos pacientes como uma sensação de forte gripe, dores no corpo, dores de cabeça, fadiga intensa, náuseas, vômitos e falta de apetite.

Além disso, o medicamento pode induzir à anemia. Essa anemia é decorrente da hemólise, ou seja, a destruição de células vermelhas (hemácias), pela ação da Ribavirina. A falta de hemoglobina diminui a disponibilidade de oxigênio para os tecidos e isso pode provocar fraqueza, desmaios, tonturas e cansaço extremo. Tais sintomas podem ser decorrentes da anemia hemolítica, por falta de oxigênio e não por falta de ferro.

A anemia por deficiência de ferro é a *ferropriva*, que se caracteriza pela falta de ferro no organismo. O ferro participa do transporte de oxigênio para todos os tecidos do organismo, pois é um constituinte das hemoglobinas – proteínas responsáveis por esse transporte. Mas a anemia ferropriva não é o tipo de anemia associada à utilização de Ribavirina.

Durante o tratamento, também poderá ocorrer, com frequência, ressecamento da boca e dos olhos. Assim, é importante que o paciente beba bastante água e, se precisar, deve utilizar um colírio indicado pelo oftalmologista. Beber água, hidratar-se, além de diminuir os efeitos colaterais dos remédios, diminui as chances de o paciente desenvolver uma infecção renal.

Após algumas semanas de tratamento, pode ocorrer queda de cabelos e pelos do corpo. A perda é parcial e, ao término do tratamento, o cabelo tende a nascer e a crescer novamente.

O período do tratamento é um momento delicado na vida do paciente, pois os possíveis efeitos colaterais são fortes e perceptíveis. O ideal é que o tratamento não seja interrompido, principalmente sem ordem médica. Por isso, o portador da hepatite C, principalmente o que vai iniciar o tratamento, não deve esconder o diagnóstico de seus amigos e familiares, pois eles darão apoio, segurança e serão importantes aliados na luta diária contra a doença e na persistência em continuar o tratamento.

Os Principais Efeitos Colaterais Um a Um

Gerais

Neutropenia

A *neutropenia*, quando a contagem de neutrófilos é inferior a 1.500/mcL, é um efeito colateral que pode ser resultante da utilização do Interferon, o qual provoca a supressão da medula óssea, podendo também infectar os neutrófilos. Como os neutrófilos geralmente representam até mais de 70% dos leucócitos, uma diminuição do número de leucócitos normalmente significa uma redução da quantidade total de neutrófilos.

Quando a contagem de neutrófilos cai abaixo de 1.000 células por mcL, o risco de infecção aumenta relativamente; quando cai abaixo de 500 células por mcL, o risco de infecção aumenta e muito. Com essa queda, o sistema imunológico fica muito fragilizado, as defesas ficam baixas e a pessoa acaba exposta a diversas infecções bacterianas, virais e fúngicas.

O tratamento da neutropenia depende da sua gravidade, podendo levar, inclusive, à necessidade de se interromper a utilização do Interferon. Algumas vezes, a medula óssea se recupera espontaneamente após a interrupção do medicamento, sem necessidade de tratamento específico. Nos casos mais graves, porém, quando cai abaixo de 500 células por mcL, a pessoa pode sofrer uma infecção, porque o organismo não tem meios para se defender contra os micro-organismos invasores. Se esses pacientes apresentarem alguma infecção, eles geralmente são hospitalizados e recebem tratamento específico. A febre, sintoma que normalmente indica a presença de infecção em um indivíduo com neutropenia, é um sinal importante da necessidade imediata de cuidados médicos.

Tanto a redução de dosagem de Interferon quanto a interrupção do tratamento podem prejudicar a resposta sustentada ao tratamento. Por isso, recomenda-se, além da alimentação adequada para fortalecer o sistema imunológico (veja o Capítulo 4, sobre nutrição), a utilização de fatores do crescimento, que estimulam a produção de leucócitos, o fator estimulador de colônia de granulócitos (G-CSF) – porém, esta é uma forma cara de se contornar o problema.

Queda de Plaquetas

Pode acontecer uma redução grande no número de plaquetas (redução dos megacariócitos), conjuntamente com uma redução de neutrófilos. Os cuidados e o tratamento recomendados são os mesmos nos dois casos.

Anemia Hemolítica

A *anemia* pode acontecer em razão do uso da Ribavirina. Esse medicamento interfere na hemólise do sangue, diminuindo o aporte de energia e oxigênio para as células. É muito diferente da anemia por causa da falta de ferro (anemia ferropriva).

A administração de suplementos que contenham ferro para combater a anemia hemolítica não é recomendável, pois não demonstrou ter efeito algum.

Algumas condutas podem ser adotadas para amenizar a anemia. Uma delas é a redução da dosagem de Ribavirina, o que pode causar uma perda na possibilidade de resposta terapêutica. Por isso, o uso da eritropoetina para melhorar a anemia é mais aconselhável, para que se mantenha a possibilidade de resposta terapêutica e, consequentemente, um aumento nas chances de sucesso com o tratamento. A eritropoetina em geral é recomendada quando o nível da hemoglobina está inferior a 10 g/dl ou quando o nível está inferior a 12g/dl e o paciente se queixa de fadiga extrema.

É importante se alimentar bem e fortalecer o organismo com quinua, suco de couve, açaí, abacate, enfim buscar alimentos que revitalizem o corpo.

Complicações Oftalmológicas

Complicações oftalmológicas são frequentes. Alguns pacientes se queixam, pois relatam enxergar "nuvens de algodão". Podem acontecer também pequenas hemorragias nos olhos apresentando neuropatia, que pode ser diagnosticada em exames de fundo de olho.

Os efeitos colaterais oftálmicos em geral acontecem nos primeiros 3 meses de tratamento. Ao final do tratamento, em geral, os problemas já desapareceram. Apesar disso, é importante passar por consulta com um médico oftalmologista para avaliar melhor a situação. As complicações oftalmológicas são mais frequentes em diabéticos e hipertensos.

Com o Uso do Interferon

Alopecia

Algumas pessoas experimentam a queda de cabelo como um efeito adverso do Interferon, mas isso não acontece em todos os casos. A intensidade da queda do cabelo pode variar de pessoa para pessoa. O cabelo volta a crescer depois que o tratamento termina.

Alterações Psiquiátricas

Efeitos colaterais de caráter psiquiátrico são frequentes durante o tratamento com Interferon. Em 20% a 40% dos pacientes tratados, aproximadamente, o Interferon pode produzir depressão, ansiedade, dificuldade de concentração, apatia, transtornos do sono, irritabilidade e inclusive tendência suicida – sintomas que podem alterar a qualidade de vida e motivar a suspensão do tratamento.

Antes do tratamento é especialmente importante que todos os pacientes sejam examinados sobre uma eventual doença psiquiátrica preexistente, uma vez que há uma maior incidência de problemas psiquiátricos entre os indivíduos infectados com hepatite C.

Durante o tratamento, a detecção precoce desses sintomas é de especial relevância. Os médicos clínicos, hepatologistas, gastroenterologistas ou infectologistas não estão familiarizados com o tratamento de doenças psiquiátricas, por isso é indicado fazer o tratamento paralelo com um especialista.

Fadiga (Astenia)

Fadiga é um sintoma comum na hepatite C e pode aumentar durante o tratamento com Interferon. É uma sensação de debilidade e falta de vitalidade generalizada, tanto física como intelectual, que um número considerável de pacientes relata durante o tratamento. Não aparece necessariamente depois da realização de um grande esforço, mas pode se manifestar mesmo quando desenvolvemos atividades rotineiras leves.

Essa fadiga pode manifestar-se de forma constante, sem que se tenha realizado qualquer tipo de esforço. O ideal é descansar e repousar para que o fígado possa trabalhar tranquilo. É mais frequente nas mulheres que nos homens.

Febre

A febre é uma reação natural do organismo, significa que seu sistema imunológico está trabalhando e combatendo o vírus. Normalmente o paciente tem uma febre noturna, principalmente nas primeiras tardes e noites após tomar a injeção. Não se assuste, coloque uma toalha úmida na testa, se cubra, se hidrate bem com água e água de coco, e procure descansar. Pela manhã a febre tende a passar.

Anorexia

É normal a perda de peso por causa da falta de apetite. Pode acontecer uma queda no paladar, a boca ficar mais seca e amarga, e até mesmo a perda do sabor dos alimentos. Isso ocorre em razão da desidratação do organismo causada pelo Interferon e, também, pela anemia causada pela Ribavirina. Esse quadro, geralmente, faz com que o paciente perca pelo menos 15% de peso. Por isso, o acompanhamento da perda de peso é importante.

Para evitar a anorexia, o ideal é ter uma alimentação saborosa, colorida e diversificada para não enjoar, comer aquilo que se tem vontade e quando se tem vontade, mas sempre tentando evitar aqueles alimentos considerados menos saudáveis e prejudiciais à saúde.

Problemas Autoimunes

Antes do tratamento é importante que todos os pacientes sejam examinados minuciosamente sobre uma eventual doença autoimune que possa existir em razão da maior incidência de problemas autoimunes entre os indivíduos infectados com hepatite C. Isto ocorre porque essas doenças podem ser potencializadas com o uso do Interferon. Elas são:

a) *Hipo/hipertiroidismo* – O tratamento com Interferon pode produzir alterações na tireoide. Aproximadamente entre 3% a 4% dos pacientes tratados podem desenvolver hipo ou hipertiroidismo, e os anticorpos antitireoidianos podem ser encontrados em até 30% dos pacientes (principalmente nas mulheres). Com o uso do Interferon há o risco de o paciente desenvolver tireoidite autoimune, por isso é obrigatória a realização de exames de detecção de anticorpos tireoidianos antes de iniciar o tratamento.

b) *Imunidade* – Um problema frequente é a baixa imunidade durante o tratamento, por meio da neutropenia. O Interferon pode diminuir a quantidade dos glóbulos brancos (as células que lutam contra infecções). É muito importante evitar infecções durante o tratamento. Alimentar-se de forma adequada melhora o sistema imunológico e fortalece o organismo para o combate contra os patógenos.

Evite ficar em locais fechados com muita gente e preste atenção na higiene pessoal.

Leucopenia

A incidência de leucopenia com a utilização de Interferon Peguilado é superior à observada com o Interferon convencional. A leucopenia é a causa mais frequente de redução da dose do Interferon Peguilado, já que aproximadamente 20% dos tratados apresentam este problema. Mas é possível seu controle. Como ocorre com a anemia, a descida dos leucócitos acontece nas primeiras semanas de tratamento, e pouco depois tende a se estabilizar.

Fale com seu médico ou nutricionista sobre um suplemento chamado *Leucogen*. Ele estimula a produção de leucócitos e ajuda a melhorar os efeitos da leucopenia (diminuição do número de glóbulos brancos no sangue).

Manifestações Cutâneas

Manifestações cutâneas podem aparecer nos pacientes que recebem tratamento com Interferon. Pele seca, coceira e edemas no local da injeção são frequentes quando se utiliza o Interferon Peguilado.

Utilize cremes hidratantes, óleos de banho e faça compressas com camomila.

Neuropatia

A neuropatia durante o tratamento é causada pelos efeitos tóxicos dos medicamentos sobre os nervos periféricos (não afeta os nervos cerebrais, nem os da medula espinhal). Os sintomas são a pele dormente, formigamento e sensibilidade anormal, que geralmente começam nas extremidades do corpo (pés ou mãos).

Retinopatia

Durante o tratamento podem ocorrer problemas de visão, como já vimos. Se aparecerem sintomas como pupilas brancas, movimentos não controlados nos olhos ou perda de visão próxima é importante consultar imediatamente um oftalmologista.

Síndrome ou Sensação de Estado Gripal

Esta síndrome é o mais comum dos sintomas durante o tratamento. O paciente pode ter febre, calafrios, dores pelo corpo e cabeça que normalmente podem ocorrer nos dias subsequentes à aplicação do Interferon. Os efeitos mais fortes são após as primeiras aplicações, e isso tende a diminuir de intensidade nas aplicações seguintes.

Apesar disso, cada organismo reage de forma diferente. O grau de cansaço físico, mental e psicológico influencia na intensidade dos efeitos colaterais.

Plaquetopenia

É a queda no número de plaquetas causada pelo uso do Interferon. As plaquetas são células sanguíneas que ajudam na coagulação do sangue. Isso já foi explicado no início deste capítulo.

Com o Uso da Ribavirina

Anemia Hemolítica

A Ribavirina provoca a anemia hemolítica. Essa anemia faz com que ocorram descidas nas cifras de hemoglobina de 2 g/dl a 3 g/dl, quando a dose de 800 mg/dia do medicamento é superada. Embora possa aparecer em qualquer momento durante o tratamento, ela normalmente ocorre entre a quarta e a oitava semanas, sendo mais frequente e pronunciada nas mulheres. Não é recomendável o uso de ferro como suplemento durante o tratamento, pois não se tem evidência de resultado. O mais indicado é o uso da Eritropoetina, que deve ser prescrita pelo médico. Além disso, alimentar-se bem é importantíssimo para fortalecer o corpo.

Hiperuricemia/Gota

Dor nas juntas e articulações. Evite o consumo de carnes, frutos do mar, leite e derivados.

Prurido

Pele seca podendo causar coceira e a produção de placas avermelhadas na pele. Evite o consumo de glúten, leite e derivados, faça compressas com camomila e passe cremes hidratantes naturais.

Teratogenicidade – Gravidez

Durante o uso da Ribavirina e até seis meses depois de sua interrupção por qualquer indivíduo, homem ou mulher, a gravidez deve ser evitada. O efeito da Ribavirina pode causar deformações genéticas no feto. Assim, é extremamente proibida a gravidez – tanto o paciente em tratamento não deve engravidar sua parceira quanto a paciente não deve engravidar (veja mais detalhes no Capítulo 2).

Tosse e Rouquidão

Um número considerável de pacientes relata ter tosse permanente durante o tratamento, ou ficar com a voz rouca e cansada.

Transtornos Digestivos

O uso da Ribavirina pode dificultar a digestão dos alimentos. Podem ser notadas sensações de náusea e vômito. Quando estiver com náuseas, prefira alimentos secos e crocantes como pães e bolachas integrais, chá com gengibre, erva-doce, funcho e/ou hortelã.

Para facilitar a digestão, pode-se usar suco de couve, chá de hortelã, funcho ou erva-doce e, ainda, a tintura de funcho com hortelã depois das refeições. Fale com seu nutricionista sobre o assunto.

Outros efeitos adversos menos frequentes no tratamento com Interferon e Ribavirina incluem:

a) autoimunes: diabetes tipo 1, doença celíaca, hepatite autoimune, miastenia gravis e trombocitopenia idiopática;

b) pulmonares: dor no peito ao respirar, bronquiolite obliterante, pneumonite intersticial e sarcoidose;
c) oculares: cansaço visual, diminuição da acuidade visual, visão nebulosa, hemorragia retiniana e trombose da veia retiniana;
d) dermatológicos: descolamento de unhas, erupção cutânea grave, irritação nas axilas, fotossensibilidade e psoríase;
e) cardiovasculares: angina, cansaço e dor ao fazer esforços, arritmias, infarto agudo do miocárdio, insuficiência cardíaca congestiva, isquemia transitória e síncope;
f) outros: exacerbação da hepatite, formação de abscessos locais e insuficiência renal aguda.

Os Efeitos Colaterais nas Diferentes Regiões do Corpo

Dores

Dor de Cabeça

É um dos efeitos colaterais mais comuns no tratamento da hepatite C. Melhora muito ao ingerir bastante água, descansar, colocar uma toalha úmida na testa, além de evitar claridade e barulho.

> **Cuidado!** A Ribavirina pode causar anemia, e a dor de cabeça pode ter esta origem. Seu médico provavelmente solicitará um hemograma para saber se existe este quadro.

Dores Musculares/Dores nas Pernas

Dores musculares também são comuns durante o tratamento. São maiores nos primeiros 30 dias, e depois melhoram. Alguns pacientes podem sentir dores musculares durante todo o tratamento. Não se automedique, lembre que todos os medicamentos serão processados no seu fígado e que, nesse momento, ele não pode ser sobrecarregado. Atividades na água, banho de banheira, massagem e descanso são excelentes métodos para aliviar as dores musculares.

Pode-se usar creme ou óleo de arnica para massagear as pernas e as costas.

Dores no Corpo Inteiro

Acontecem de forma similar às dores musculares, e seu tratamento é o mesmo. Porém, em alguns casos, essas dores podem ser derivadas de uma infecção chamada *crioglobulinemia*. O tratamento com Interferon pode melhorar as dores provenientes da crioglobulinemia.

Pode-se usar creme ou óleo de arnica para massagear as pernas e costas.

Dores Localizadas

Nas costas, perto do braço direito ou no abdômen as dores geralmente acontecem de repente e desaparecem por si só, não requerendo tratamento. Atividades na água, banho de banheira, bolsas de água quente, compressas, massagem e descanso são excelentes métodos para aliviar as dores musculares.

> **Atenção!** Se sentir dor súbita no tórax, fale imediatamente com o médico.

Problemas Estomacais

Náusea

É um dos efeitos colaterais que mais acontecem, principalmente no início do tratamento. A Ribavirina pode ser a causa. É aconselhável tomar as cápsulas de Ribavirina junto com algum alimento.

Coma alimentos leves, em menor quantidade e a intervalos mais frequentes. Lanches salgados, sólidos e crocantes são mais bem tolerados (bolachas e biscoitos). Pastilhas de menta sem açúcar, chá de hortelã, gengibre em chás, sopas, miso ou sucos podem amenizar o problema.

Evite ficar de estômago vazio, pois o enjoo tende a aumentar.

Falta de Apetite

É comum no início do tratamento, melhorando após esse período. Beba muita água e sucos de frutas naturais. Tente comer aquilo de que você mais gosta ou o que está com vontade. Prepare pratos atrativos, coloridos, saborosos e diversificados, pois também comemos pelos olhos e narinas. Barras ou biscoitos de cereais, castanhas e frutos secos podem ser uma boa alternativa. Coma várias vezes ao dia, pequenas quantidades e evite ficar de estômago vazio.

Azia e Queimação Estomacal

Se tiver azia ou queimação estomacal, prefira alimentos de fácil digestão como legumes cozidos, purê de mandioquinha, inhame, batata, mamão etc. Evite as carnes, alimentos ácidos, soja, leite e derivados. O suco de couve e aloe vera, além dos chás de funcho, anis, poejo, erva-doce e hortelã, podem melhorar esses desconfortos. Consulte seu nutricionista e médico.

Câimbras Abdominais

É uma ocorrência mais rara. As câimbras duram pouco tempo e dificilmente provocam diarreia. Evite leite e derivados, alimentos com trigo, malte, cevada, centeio e soja não fermentada. Tome chá de anis com poejo; é uma boa dica.

Problemas Intestinais

Gases Intestinais

É algo que vem acompanhado com o desconforto abdominal e empachamento (distensão abdominal). Está relacionado também com a alimentação diária.

Chá ou óleo de tomilho melhoram os gases.

Diarreia

Pode acontecer com maior frequência no início do tratamento, e principalmente nos dias seguintes à aplicação de Interferon. Pode ser amenizada ou controlada mediante a ingestão de compostos com fibras que absorvem os fluidos do estômago. Prefira alimentos secos e sólidos como arroz integral, purê, frutas cozidas etc. Chás de casca de maçã ou casca de romã podem ajudar. Além disso, é essencial que seja ingerida uma grande quantidade de líquidos, principalmente água de coco, para a hidratação do organismo.

Hemorroidas

Podem acontecer nos pacientes que têm dano hepático mais avançado. Evite ficar muito tempo no banheiro, não faça força desnecessária, limpe-se com cuidado, beba bastante água e coma alimentos que facilitem a digestão e a evacuação frequente como quiabo, mamão, ameixa preta, suco de laranja etc.

O uso de castanha-da-índia pode ser indicado; fale com seu médico.

Ciclo Menstrual

Algumas mulheres podem ter o ciclo menstrual alterado durante o tratamento, voltando à normalidade ao final.

Problemas Oftalmológicos

Irritação nos Olhos

Podem ocorrer irritações nos olhos durante o tratamento. Com o tempo seco, principalmente, os olhos ficam bem ressecados. Beba bastante água e umedeça os olhos com frequência.

Olhos Coçando ou Ardendo

É um efeito pouco comum. Se acontecer, um bom colírio salino ou soro fisiológico pode ser suficiente. Porém, se persistir, será necessário consultar um oftalmologista.

Visão Embaçada

Acontece com poucas pessoas em tratamento. O Interferon pode causar mudanças na retina. Consulte imediatamente um oftalmologista e evite dirigir veículos.

Perda de Visão

Perda de visão em um dos olhos, ou nos dois, ou uma mudança brusca no foco da visão, como se a pessoa estivesse vendo um túnel, um buraco ou uma sombra, podem ser efeitos muito sérios, requerendo atenção médica imediata. Evite dirigir veículos.

Problemas Respiratórios

Congestão Nasal

Acontece com frequência, principalmente nas primeiras semanas de tratamento. O Interferon pode irritar as membranas dentro do nariz. Normalmente, esse sintoma desaparece após as primeiras semanas de tratamento. Para amenizar a congestão, é indicado o uso de vaporizador, lavagem nasal ou inalação com soro e eucalipto. Evite consumir leite e derivados.

Feridas no Nariz

Pela irritação das membranas da mucosa, podem aparecer feridas dentro do nariz. Não esfregue; isso só aumentará a irritação e a ferida. Pomadas oleosas podem ser receitadas pelo seu médico. Neste caso, a lavagem nasal também ajuda.

Nariz Seco

Frequente, principalmente com o tempo seco. Pode ser aliviado com gotas de soro fisiológico ou com uso de uma pomada oleosa. Ao dormir, deixe um balde com água ou toalha úmida ao lado da cama para umidificar o ambiente e use uma toalha úmida ao lado da cama. Beba bastante líquido e evite assoar o nariz com força para evitar o sangramento.

Problemas Bucais

Boca Seca, Amarga, Metálica e Salgada

É um sintoma comum durante o tratamento, que pode ser bem intenso para algumas pessoas. Tende a piorar com o tempo seco. Por isso é importantíssima a ingestão de muita água e líquidos em geral o dia todo. Mantenha-se sempre muito bem hidratado.

Pode-se também fazer uso de balas de hortelã, menta, gengibre e chicletes sem açúcar para manter a boca umedecida e doce, aumentando a salivação. Porém, posteriormente, isso pode aumentar a sensação de sede e o gosto salgado da boca – confesso que essa não é a melhor solução.

Este sintoma tende a se intensificar quando o organismo fica mais cansado e fadigado, o que geralmente acontece após o almoço até a noite. O segredo, repito, é beber BASTANTE água durante todo o dia: mais de 4 litros (mais de 16 copos). Evite utilizar sal na sua comida ou temperos fortes.

Bochechos com solução de malvona, mastigar raiz de zedoária ou tomar chá de zedoária podem ajudar.

Chá de orégano e funcho aumentam a salivação e deixam a boca menos seca.

Cuidar do fígado e do estômago, ver dicas anteriores, também ajuda.

Gengivas Sangrando

Pode acontecer ao escovar os dentes. Troque sua escova pela mais macia que encontrar na farmácia. O sangramento acontece porque o Interferon diminui a quantidade de plaquetas no sangue. Se possível, vá a seu dentista antes de iniciar o tratamento para executar os tratamentos necessários a sua saúde bucal.

Bochechos com solução de malvona ajudam.

Problemas de Pele e Tecidos

Pele Seca

A pele seca é uma ocorrência comum durante o tratamento. O uso moderado de sabonetes em barra, sabonetes hidratantes, xampus para cabelos secos e algumas loções hidratantes ajudam a controlar esse problema. Evite banhos quentes e a exposição excessiva ao sol. Respeite os horários recomendados (até às 9:00 ou depois das 16:00), exponha-se ao sol durante 20 minutos sem filtro solar para sintetizar a vitamina D; depois desse período é recomendado que se utilize o filtro solar. Beba bastante água.

Coceiras

É um efeito comum durante o tratamento, seja pelo aumento da bilirrubina, pela diminuição dos fatores alérgicos ou pelos próprios medicamentos. Não se coce para não ferir a pele. Loções calmantes ou uma preparação à base de mingau de aveia aplicada sobre a pele podem oferecer alívio. Vá ao dermatologista.

Erupções Cutâneas

Devem ser comunicadas imediatamente ao médico, o qual observará se desaparecem rapidamente ou se são acompanhadas de bolhas, feridas ou febre. Se as erupções forem moderadas, use pouco sabonete e alguma loção calmante ou hidratante. Para ter alívio imediato, uma loção calmante pode ser misturada com vaselina líquida na palma da mão e passada de forma circular na pele, durante um banho quente. Ao longo do tratamento podem surgir urticárias que coçam., mas evite coçá-las e vá ao dermatologista.

Evite consumir leite e derivados, soja e alimentos com farinha de trigo.

Unhas

Durante o tratamento pode haver uma piora nas micoses, descolamentos e descamações. A melhor coisa a se fazer é tomar cuidado para não bater as unhas, cortá-las bem curtas e não usar esmalte. Peça ao seu dermatologista uma fórmula para combater a micose. Evite tomar remédios que agridam o fígado; prefira as formulações naturais. Óleo de prímula na unha pode ajudar.

Suor Excessivo

O aumento do suor é comum durante a terapia com o Interferon. Beba muita água, chás e água de coco para compensar a perda de líquido com a transpiração.

Alterações nos Pelos e Cabelo

Os cílios podem crescer, o cabelo alisar e ficar ralo, e os pelos caírem, mas não se assuste. Após o término do tratamento, esses processos perdem a força.

Problemas Corporais

Fadiga

É o efeito colateral mais sentido pelos portadores durante o tratamento. É muito forte no primeiro mês de tratamento, melhorando logo a seguir. Beber muita água ajuda a diminuir a fadiga.

Reprograme a rotina diária. Você vai notar que a fadiga é maior em determinado período do dia, sempre nos mesmos horários. Deixe para fazer as tarefas que consomem menor esforço físico para este horário, de preferência tarefas sentadas. Um cochilo após o almoço renova suas energias.

Evite tarefas que demandem muito esforço, porém não interrompa a sua rotina diária de exercícios. Os exercícios aeróbicos, como a caminhada, a natação ou andar de bicicleta são muito bons e até recomendados para ativar a circulação.

Peça ajuda para realizar as tarefas mais pesadas e, se precisar, peça ajuda para as mais leves também. Crie uma rotina em que possa economizar energia.

Insônia

Os pacientes que sentem dificuldades para dormir, ou inquietude noturna, com atividade mental intensa, muitos pensamentos, podem, antes de dormir, tomar alguns cuidados como desligar a TV, apagar as luzes e acalmar a casa. Tomar chá morno de folha de maracujá, melissa e/ou camomila ajuda.

Dormindo Pouco

Diferente da insônia, alguns pacientes acordam mais cedo do que o habitual, sem conseguir continuar dormindo. Em alguns pacientes, esse pode ser um indicativo de depressão, que deve ser trabalhado pela equipe médica. O uso de lúpulo, melissa e camomila pode ajudar; converse com seu médico. O ideal é dormir cedo para conseguir ter pelo menos 8 horas de sono.

Perda de Cabelo

Algumas pessoas experimentam perda de cabelo. Quando isso acontece, o paciente fica apavorado, pois, além do aspecto visual que afeta seu ego, ele relaciona a perda de cabelo com a quimioterapia contra o câncer. Geralmente, a perda nunca é total; o cabelo torna-se mais suave, fino, diminui em quantidade. Após o fim do tratamento, o cabelo volta a crescer normalmente.

Temperatura Corporal

Febre ou alterações na temperatura corporal são fenômenos comuns, mas podem ser sinal de infecção por baixa do sistema imunológico. Fale imediatamente com o seu médico.

Chás de sabugueiro e hortelã podem ajudar.

Os Efeitos Colaterais Emocionais e Psicológicos

A hepatite C, principalmente durante o tratamento, pode produzir uma série de transtornos emocionais e psicológicos. Lembre que, por ser uma doença assintomática, seus amigos e familiares não sabem que você está doente. Mas poderão notar que você vem se comportando de modo diferente, passando por alguma mudança, ou crise, sem vontade de compartilhar o tempo com eles.

Atente para o fato de que você parecerá irritadiço, nervoso; enfim, uma pessoa com quem a convivência é impossível.

Então, é muito importante que você diga a eles que, neste momento, vai precisar de maior atenção e consideração, que está passando por um momento difícil da sua vida e que também vai precisar, mais do que nunca, do apoio e compreensão deles. Explique o que é a hepatite C e como é o seu tratamento. Geralmente, seu parceiro sofre com o efeito colateral: sua irritabilidade e alterações de humor.

Ansiedade

Sentir ansiedade é muito comum durante o tratamento. A ansiedade poderá ser controlada com apoio psicológico, espiritual, grupo de apoio, ou, ainda, por meio de alimentação adequada.

Tomar suco de maracujá, chá de folha de maracujá, melissa e erva-cidreira ajuda. Converse com seu nutricionista sobre a L-Taurina sublingual.

Impaciência e Nervosismo

O paciente pode se tornar mais irritadiço em razão do momento delicado pelo qual está passando. Além disso, lidar com todas as sensações dos efeitos colaterais, dúvidas e ansiedades pode afetar o psicológico e emocional durante o tratamento.

Se tiver compromissos, procure sair com antecedência para que não fique nervoso e aflito com o trânsito ou com a demora para chegar ao lugar combinado. Sempre tenha algo para ler e se distrair em mãos; isso alivia o nervosismo, a impaciência e a ansiedade.

Os medicamentos também podem atuar de forma direta no sistema nervoso central, provocando alterações de humor e características pessoais.

Depressão

É muito comum durante o tratamento sentir depressão em maior ou menor grau. A depressão pode se apresentar como uma simples tristeza, uma baixa na motivação, apatia, perda de interesse nas atividades do dia a dia, como um sentimento de diminuição de nosso amor-próprio, ou, ainda, com pensamentos suicidas.

62   Hepatite C – Eu Venci!

Todos os sintomas de depressão devem ser comunicados ao médico. Não se automedique, pois pode ser perigoso. Frequente um grupo de apoio na sua cidade e fale com a equipe médica. Leia a bíblia, procure fazer as coisas das quais mais goste e fique com pessoas que lhe dão todo carinho e atenção. Veja filmes engraçados e assista a programas agradáveis.

Raiva

Alguns pacientes experimentam sentimentos de raiva e revolta, achando que tudo está dando errado para eles. Informe a seu médico se isso acontecer. Leia a bíblia, procure fazer coisas das quais mais goste e fique com pessoas que lhe dão todo carinho e atenção. Evite comer carnes.

Emoções

Nas primeiras semanas de tratamento, alguns pacientes experimentam emoções (que vão de uma boa risada até o choro) fora de proporção para a situação que estão vivenciando. Se isso perdurar, fale com o seu médico.

Confusão Mental

É comum, principalmente nas primeiras semanas de terapia. Cuidado ao realizar tarefas que necessitem de muita atenção, como dirigir um veículo. Beber muita água ajuda a reduzir esse efeito colateral.

Dificuldade de Concentração

É normal sentir falta de concentração nas tarefas do dia a dia. Evite fazer esforços extras e dirigir veículos. Algumas pessoas relatam que não se sentem seguras para dirigir em razão da dificuldade de concentração e distração mental. Peça para alguém dirigir para você, use táxi, não arrisque.

Também aqui a ingestão de bastante água é um santo remédio, assim como suplementação nutricional. Fale com o nutricionista; ele indicará suplementos e dará orientações nutricionais que podem auxiliar o cérebro e o sistema nervoso central. Converse com seu nutricionista sobre a L-Taurina sublingual.

Gravidez

Cuidado! Durante o tratamento, tanto do homem como da mulher, use métodos efetivos para evitar a gravidez. Este cuidado deve se prolongar por até seis meses após o final total do tratamento. Tanto o Interferon como a Ribavirina podem causar graves problemas no embrião e no feto.

Desejo sexual

É provável que, durante o tratamento, principalmente nas primeiras semanas, o interesse sexual diminua. Este problema pode ter origem psicológica ou ser consequência dos efeitos colaterais dos medicamentos.

Se o homem tiver problemas de impotência, o médico pode ser consultado para receitar algum medicamento que o trate. Em caso de ressecamento vaginal, o uso de óleo lubrificante vaginal pode ajudar.

Lembre que, caso esteja tomando antidepressivos, as alterações no comportamento sexual podem ser causadas por este tratamento.

Como Tentar Controlar Alguns dos Efeitos Colaterais Adversos

É de fundamental importância que, durante todo o tratamento, seja ingerida *água em abundância* – entre 4 e 5 litros diários –, em pequenos goles, durante todo o dia; assim, as toxinas dos medicamentos não se acumulam no organismo e são eliminadas pela urina. Isso tende a diminuir os efeitos colaterais dos medicamentos (como já dissemos nas dicas anteriores).

Outra recomendação importante é que a aplicação do Interferon e a ingestão da Ribavirina sejam realizadas sem grandes oscilações nos horários, estudando a conveniência de iniciar o tratamento na sexta-feira ou no fim de semana com o objetivo de que os sintomas (no caso do Interferon Peguilado) interfiram o menos possível no trabalho. Verifique a sua rotina e escolha o melhor dia e horário.

O acompanhamento próximo e frequente de uma *equipe multidisciplinar* com médico, psicólogo, dentista, nutricionista, enfermeiro, dermatologista, endocrinologista e oftalmologista auxilia e muito na resposta positiva ao tratamento. Faça os exames periódicos e, em caso de anemia e queda de plaquetas, siga as orientações do médico.

64 Hepatite C – Eu Venci!

As *náuseas e os vômitos* podem ser controlados ou pelo menos diminuídos com algumas medidas simples como mastigar gengibre ou tomar chá frio com gengibre, colocar uma pequena gota de óleo de menta no fim de sua língua, diminuir as porções das refeições e comer várias vezes ao dia, preferindo alimentos secos, crocantes (biscoitos, bolachas e pães) e frios.

As *dores musculares e a possível sensação de gripe* podem ser amenizadas com repouso e descanso. Caso prefira, pode ser prescrita pelo médico a utilização de Paracetamol – caso não haja restrições. Fale com ele sobre o assunto, não se automedique. Só tome o Paracetamol se realmente achar necessário e se as dores e a febre estiverem muito intensas, pois este medicamento tem metabolização hepática. A primeira semana de tratamento da hepatite C tende a ser a pior, depois melhora um pouco e a tendência é só melhorar mais e mais com o tempo.

Em relação à *queda de cabelo* intensa, não se preocupe, pois, após o término do tratamento, o cabelo volta a crescer novamente. Ele pode ficar mais grosso, mais ondulado, ou mais macio do que antes da sua terapia com Interferon. Os pelos facial, dos braços, das pernas e os pelos púbicos também podem cair. A perda de cabelo e pelos normalmente não acontece de imediato; em geral inicia-se depois de algumas semanas de tratamento. Vá ao cabeleireiro e faça um corte adequado e uma hidratação profunda antes de iniciar o tratamento.

Para aliviar *a fadiga e o cansaço* procure dormir mais cedo e, se puder, tire cochilos durante o dia, de preferência à tarde. Limite suas atividades: faça apenas as coisas que são de fato importantes e prazerosas para você. Delegue tarefas; não tenha medo algum de pedir ajuda quando precisar: peça para a sua família e para amigos que ajudem em coisas como cuidar de crianças, compras, serviços domésticos, ou condução. Cuide bem da sua alimentação. Quando estiver sentado ou deitado, levante-se lentamente, isso ajudará a evitar vertigens. Não fique em pé quando você puder se sentar. Planeje suas atividades. Replaneje tarefas diárias; assim, algumas só serão feitas três ou quatro vezes por semana e você terá tempo para descansar a cada dia. Use um carrinho ou cesta para levar coisas de uma parte da casa para outra. Sente-se em um banquinho no banheiro enquanto estiver fazendo a barba, depilando ou aplicando maquilagem. Use água morna, e não água quente, para tomar o seu banho.

Em razão de uma possível *queda do sistema imunológico*, evite situações de risco em que possa pegar alguma infecção ou contrair alguma doença. Não fique perto de pessoas gripadas, com viroses ou doenças contagiosas. Lave as mãos com frequência. Tenha cuidados extras com a higiene da sua comida e bebida, e se alimente de forma que seu sistema imunológico seja fortalecido.

Os alimentos frescos e leves aliviam a indigestão e auxiliam na *anorexia*, perda do interesse pela comida, falta de apetite. Tome um chá de hortelã 30 minutos após a refeição ou coma hortelã na salada, pois isso facilitará a digestão.

O Interferon pode gerar falta de apetite, a famosa anorexia, por isso procure tomar com frequência vitaminas batidas com frutas e cereais (aveia, flocos de quinua etc.) para se fortalecer. A perda de peso pode ocorrer durante o tratamento, mas o ideal é que ela não seja acentuada e não faça com que o seu sistema imunológico fique enfraquecido e debilitado.

Constatações Importantes Que Devem Ser Investigadas – Medidas Preventivas

Há indícios de perda de massa óssea no corpo e dentes, durante o tratamento medicamentoso com Interferon e Ribavirina. Estudos estão em andamento e ainda não há consenso científico sobre o assunto. Recomenda-se alimentação adequada, exercícios e cuidados preventivos para se evitar diminuição da densidade mineral óssea. Fale com seu médico e nutricionista sobre o assunto.

É preciso atenção também na prevenção de *Candida albicans*. A *Candida albicans* e espécies relacionadas são fungos encontrados na microbiota de cavidades (retal, bucal, vaginal, uretral, nasal, entre outras) e pele humanas. Estas espécies são consideradas patógenos oportunistas capazes de causar infecções, variando desde desordens mucocutâneas, não comprometedoras ao indivíduo, até doenças invasivas, envolvendo quase todos os órgãos. Esse fungo pode ser perigoso para pacientes imunodeprimidos, levando ao desenvolvimento da candidíase. Muitos estudos têm mostrado altas taxas de *Candida albicans* em portadores de HCV antes, durante e após o tratamento. Por isso, estabeleça junto com seu nutricionista e médico condutas visando à prevenção destes males.

Os Efeitos Colaterais e sua Influência na Resposta ao Tratamento

No Congresso da Sociedade Americana para o Estudo das Doenças do Fígado (American Association for the Study of Liver Diseases, AASLD) em novembro

66 Hepatite C – Eu Venci!

de 2008, pela primeira vez foi feita uma comparação entre os efeitos colaterais e adversos na resposta ao tratamento da hepatite C.

O estudo incluiu 98 pacientes e foi realizado em três conceituados centros médicos: a Emory University, de Atlanta, e o Weill Medical College of Cornell, de Nova York, em conjunto com o King's College, de Londres, o que permite avaliar a seriedade dos resultados encontrados.

Todos os pacientes estavam em tratamento com o Interferon Peguilado e a Ribavirina, e o objetivo do estudo consistia em observar os efeitos colaterais e adversos durante as primeiras 24 semanas de tratamento e comparar, de todas as formas possíveis, com o resultado do PCR/RNA realizado na 24ª semana do tratamento.

O resumo dos resultados foi surpreendente:

- os pacientes em tratamento apresentaram um quadro severo e persistente de cansaço (fadiga) conforme foi avaliado mediante a aplicação de um formulário chamado *Chalder Fatigue Questionnaire* (CFQ);
- 65% dos pacientes exibiram um quadro de fadiga considerado de moderado a intenso conforme o resultado do formulário;
- os pacientes que apresentavam uma diminuição maior de hemoglobina (anemia) eram os que experimentavam um aumento mais significante na fadiga;
- na 24ª semana do tratamento, 59% dos pacientes estavam com o vírus indetectável;
- dividindo os pacientes conforme o formulário para calcular a fadiga, foi encontrado que o nível do aumento da fadiga, ao se considerar como mínima, moderada ou intensa, mostrava uma relação direta com a taxa de nível indetectável na 24ª semana do tratamento;
- entre os pacientes que apresentaram fadiga mínima, considerada mínima nos seus efeitos, foi encontrado que 79% deles estavam indetectáveis;
- entre os pacientes que apresentaram um aumento moderado da fadiga, o porcentual de indetectáveis na 24ª semana do tratamento foi de 56%;
- entre aqueles que apresentaram um aumento intenso na fadiga, o porcentual de pacientes indetectáveis na 24ª semana era de somente 40%;
- não foi observada nenhuma relação entre a fadiga apresentada antes do tratamento e os níveis de pacientes indetectáveis na 24ª semana; e

Efeitos Colaterais do Tratamento 67

- foi observado que os pacientes que estavam positivos na 24ª semana do tratamento se encontravam entre os que apresentaram maior aumento da fadiga.

Novos Medicamentos para Aumentar o Nível das Plaquetas

A seguir estão relacionados os novos medicamentos para aumentar o nível das plaquetas:

a) *Trombocitopenia*: é o nome científico para o que popularmente as pessoas conhecem como "plaquetas baixas" – um grave problema em muitos pacientes em tratamento da hepatite C ou que apresentam cirrose.

b) *Eltrombopag*: é um princípio ativo descoberto pela empresa farmacêutica GlaxoSmithKline que já se encontra na fase II das pesquisas, conseguindo aumentar o nível das plaquetas em 95% dos pacientes com hepatite C que se encontravam em tratamento com o Interferon Peguilado e a Ribavirina.

c) *Promacta*: será o provável nome comercial do princípio ativo Eltrombopag quando ele estiver disponível no mercado comercial.

Como já foi explicado, a baixa de plaquetas durante o tratamento da hepatite C é um problema significativo, obrigando muitas vezes o médico a diminuir a dosagem do Interferon ou até mesmo a indicar a interrupção do tratamento. Muitos pacientes correm sério risco de hemorragias internas ou chegam até a apresentar sangramento nas gengivas, no nariz e, nos casos mais graves, até no cérebro.

Alguns pacientes podem ser prejudicados de forma permanente no seu nível de plaquetas. Indivíduos com plaquetas baixas correm riscos de sangramento quando necessitam de procedimentos médicos – até de pequenas cirurgias como uma simples extração dentária.

No congresso da AASLD, em 2006, em Boston, Estados Unidos, foi apresentada a fase II de um estudo realizado na Duke University Medical Center utilizando o novo medicamento da empresa GlaxoSmithKline. Este estudo avaliou 74 pacientes em tratamento que apresentaram baixas consideráveis nas plaquetas. Eles receberam o medicamento pesquisado e foi observado que 95%

deles conseguiram aumentar em dois terços o nível de plaquetas. O princípio ativo Eltrombopag parece poder incrementar o nível de plaquetas, estimulando a medula óssea a produzir mais plaquetas, fortalecendo o sistema imunológico.

Quanto Mais Informação Melhor

Saber sobre os possíveis efeitos colaterais dos medicamentos é a melhor forma de se prevenir contra eles. Essas informações devem ser encaradas positiva e preventivamente. Você tem a possibilidade de conversar com diversos profissionais da saúde (oftalmologista, psicólogo, nutricionista, enfermeiro, médico, hepatologista, reumatologista, dermatologista, endocrinologista, dentista etc.) sobre os possíveis sintomas decorrentes da utilização de Interferon e Ribavirina e já saber como proceder no caso de esses efeitos aparecerem.

Psicologicamente, isso também é muito importante, pois você pode se preparar mental e fisicamente para o que pode vir a acontecer. Ser pega desprevenida e mal informada pode ser um grande risco ao prosseguimento do tratamento e ter de interrompê-lo pode prejudicar a resposta sustentada pretendida.

Por isso, não tenha medo de pesquisar, perguntar e se informar. Enfrente o que virá pela frente. Se Deus é por nós, quem será contra nós?

A Importância de Relatar Efeitos Adversos às Autoridades de Saúde

É de conhecimento geral que muitos fármacos apresentam diferentes respostas terapêuticas e inclusive efeitos colaterais diversos daqueles constantes na bula quando empregados em populações e indivíduos diferentes. Pacientes negros, por exemplo, respondem menos que pacientes brancos à maioria dos medicamentos de última geração. Fato que já é comprovado no tratamento da AIDS, das hepatites, da hiperatividade, da quimioterapia, entre outros.

Apesar disso, não podemos esquecer que cada indivíduo é um organismo complexo, com individualidade bioquímica. O portador de HCV, por exemplo, é uma pessoa que se encontra com o organismo alterado momentaneamente pelo contato com o vírus, mas cada um reage de uma forma diferente do outro às doenças e ao tratamento. Por isso, é importante que os médicos se preocupem com o que o paciente sente e relata, pois cada um pode expressar diferentes efeitos colaterais, com intensidades diversas.

A opinião do paciente é de vital importância para se controlar a eficácia de um medicamento ou tratamento. O paciente deve ser escutado de forma independente, sem interferência do médico, servindo como um complemento na avaliação dos resultados. Isso não somente deve ser feito nas diversas fases das pesquisas, estudos clínicos e tratamentos como também é de fundamental importância para todos os medicamentos comercializados.

Problemas e situações diversas daquelas constantes na bula que venham a aparecer devem ser relatados à Agência Nacional de Vigilância Sanitária (ANVISA) diretamente pelo paciente. Hoje já existe uma maneira fácil para esse tipo de comunicação, de forma totalmente direta e confidencial.

A área de fármaco vigilância da ANVISA disponibiliza um formulário de comunicação alternativa em caso de efeito adverso a medicamentos. Para comunicar o efeito adverso de um medicamento pelo paciente ou um familiar, é necessário acessar a internet e entrar no seguinte endereço eletrônico:

- <http://www.anvisa.gov.br/sisfarmaco/notificacaotemp/notificacao-temp1.asp>.

Efeito adverso é um resultado nocivo que ocorre durante ou após o uso clínico de um medicamento que não conste de sua bula ou que esteja minimizado no seu texto explicativo. É importante que o paciente relate tanto ao médico quanto ao órgão da ANVISA, para que as providências necessárias possam ser tomadas.

Esse formulário pode ser preenchido pela internet caso a pessoa interessada prefira enviar a comunicação diretamente à Agência Nacional de Vigilância Sanitária, sem o intermédio de um profissional da área de saúde. A comunicação será recebida pela ANVISA, que vai levá-la em consideração no momento da análise do referido medicamento, mantendo total sigilo sobre a identidade do paciente ou de quem fez a comunicação.

Procedimentos Médicos e Laboratoriais Falhos ou Falhas Ocorridas Envolvendo Equipamentos Médicos e Diagnósticos

Também existe a possibilidade de se comunicar um efeito adverso que possa ocorrer em um procedimento ou falha ocorridos envolvendo equipamentos, artigos, implantes e kits diagnósticos. Ou, ainda, um problema que tenha ocor-

Hepatite C – Eu Venci!

rido durante seu uso, colocando em risco a vida do usuário, que possa resultar em estrago, prejuízo ou lesão permanente às funções ou às estruturas corporais, ou ainda que necessite de intervenção médica/cirúrgica para prevenir tais danos a essas funções ou estruturas.

O formulário para comunicar problemas nos procedimentos encontra-se no seguinte endereço eletrônico:

- <http://www.anvisa.gov.br/sistec/notificacaoavulsa/notificacaoavulsa1. asp>.

Lembre que a notificação de tais eventos adversos busca uma resposta construtiva e tem como objetivo sanar a deficiência e resolver definitivamente os problemas que possam acontecer.

Capítulo Quatro

Nutrição *versus* HCV

"O homem não é nutrido com aquilo que ele ingere, mas com aquilo que ele digere e utiliza."

Hipócrates

Sistema Imunológico *versus* Processos Inflamatórios

Nosso organismo possui mecanismos de defesa capazes de atuar contra infecções e agressões ao organismo, mas nem sempre o nosso sistema imune encontra condições favoráveis para atuar e combater o agente infeccioso, os vírus e bactérias nocivos. Embora a individualidade bioquímica influa bastante sobre a imunidade, os fatores externos – principalmente a alimentação e os hábitos de vida – têm se mostrado determinantes.

A alimentação é capaz de influir significativamente sobre a ação dos glóbulos brancos que são a primeira linha de defesa do nosso organismo contra as infecções. Os neutrófilos, por exemplo, são encarregados de fagocitar (encapsular) bactérias, vírus e células cancerosas. Temos também a atuação dos linfócitos B e T e as células "natural killer" (assassinas naturais), que ajudam no combate aos agentes "estranhos" ao corpo.

Os linfócitos B produzem anticorpos que destroem bactérias, vírus e células dos tumores. Os linfócitos T dirigem muitas das atividades imunitárias e produzem interferon e interleucinas, dois agentes químicos fundamentais para bloquear as infecções, fundamentais no combate à hepatite.

72   Hepatite C – Eu Venci!

O sistema imunológico eficiente e saudável depende de uma série de fatores que podem ser controlados pelo ser humano. Alguns hábitos farão com que as pessoas tenham o sistema imunológico mais fortalecido em relação a outras. Entre esses hábitos estão o repouso e o sono adequado, evitar esforços desnecessários, praticar atividade física de forma equilibrada, controlar o estresse, as tensões nervosas e emocionais, alimentação adequada, intestino equilibrado e não se automedicar.

Quando nosso organismo está plenamente saudável, com energia vital e equilibrado, nosso sistema imunológico encontra condições adequadas para lidar com diferentes situações adversas. Ele consegue com mais eficiência combater os agentes indesejados (vírus, bactérias, corpos estranhos, proteínas mal digeridas, alérgenos alimentares, substâncias tóxicas...) que entram no nosso corpo. Isso previne o desenvolvimento de processos inflamatórios, alergias e infecções.

Se o corpo estiver com o intestino desequilibrado, as células desnutridas e os órgãos intoxicados e sobrecarregados, os agressores que entrarem no nosso organismo conseguirão causar uma série de reações inflamatórias afetando diferentes órgãos e tecidos, gerando uma série de problemas de saúde.

Estes agressores podem, por exemplo, ser compostos de moléculas presentes em alimentos, como proteínas mal digeridas. Existem alimentos considerados remédios para uns, mas que para outros são "veneno" e "droga"; e existem alimentos que são "veneno" para praticamente todas as pessoas. Algumas macromoléculas presentes nos alimentos podem não ser reconhecidas como nutriente pelo organismo e isso faz com que tais moléculas não sejam digeridas e passem a ser consideradas um antígeno, um corpo estranho. A partir daí o sistema imunológico é ativado gerando uma série de reações com o intuito de proteger o organismo. Neste momento, várias reações inflamatórias podem se desenvolver, causando diferentes sintomas e problemas em diferentes órgãos.

O que definirão quais são os alimentos alergênicos e quais os órgãos alvos do ataque são a genética, a suscetibilidade do organismo, sua sensibilidade e a individualidade bioquímica. Por isso, para se descobrir qual ou quais são os alérgenos alimentares aos quais você é sensível, pode-se, além da observação clínica de sintomas e sinais, fazer exames bioquímicos.

Os alimentos mais alergênicos que existem são o leite e derivados (iogurte, requeijão, queijos etc.), a soja, o glúten (trigo, malte, cevada, centeio e aveia), amendoim, ovos, cítricos (laranja, limão, mexerica, lima e grapefruit), peixes e frutos do mar.

Função Antioxidante

Existem nutrientes e moléculas que são poderosos antioxidantes e atuam no combate ao envelhecimento e regeneração celular, por meio do combate aos radicais livres do organismo. Por outro lado, existem substâncias que podem ser ingeridas ou produzidas pelo organismo que prejudicam e muito o funcionamento das células e potencializam a ação dos radicais livres.

O estresse, a alimentação inadequada, o excesso de peso, o sedentarismo e a ansiedade aumentam a produção de radicais livres, que são produzidos diariamente pelo nosso corpo como consequência dos processos que envolvem o funcionamento do organismo como um todo. Estes radicais livres são substâncias tóxicas, que, para se estabilizarem, lesam nossas células e as moléculas de DNA, prejudicando o seu funcionamento e promovendo o envelhecimento precoce.

O corpo humano possui um processo antioxidante natural capaz de neutralizar os radicais livres, mas o nosso organismo não dá conta de combater o excesso de radicais livres produzidos diariamente em razão dos maus hábitos (má alimentação, fumo, álcool, estresse, sono irregular, exercícios em excesso, poluição, produtos tóxicos e químicos...), por isso os antioxidantes (vitaminas, minerais...) presentes em diversos alimentos são muito importantes neste processo de combate diário.

As vitaminas e minerais importantes são:

- ácido lipólico: potente antioxidante, protege o fígado dos danos causados pela acumulação de toxinas e atua como potente desintoxicante;
- N-Acetil cisterna (NAC): potente protetor hepático com capacidade para neutralizar diferentes compostos tóxicos;
- vitamina C: importante papel por sua atividade diante dos poluentes; além disso, é fundamental seu papel na atividade do sistema imunológico. Protege o ácido fólico da oxidação. Tem uma conhecida atividade antiviral, aumentando a atividade linfocitária e incrementando os níveis de interferon natural;
- vitamina A: essencial à visão, crescimento e manutenção do sistema imunológico e reprodutor;

74 Hepatite C – Eu Venci!

- vitamina E: papel antioxidante, protege as gorduras contra os radicais livres;
- complexo B: suas vitaminas são indispensáveis para a manutenção do fígado em bom estado de funcionamento;
- vitamina B12: sua deficiência dificulta a capacidade do sistema imune, sem esquecer que também é uma vitamina necessária para sintetizar distintas enzimas, colina e material genético;
- ácido fólico: favorece a atividade hepática entre outras funções;
- selênio: importante atividade sobre a função imune já que estimula a atividade dos leucócitos. A castanha-do-pará é a melhor fonte de selênio;
- zinco: participa de diversas atividades metabólicas, no metabolismo dos ácidos nucleicos (RNA e DNA) e na síntese proteica;
- magnésio: participa no metabolismo das gorduras e reações intracelulares. Tanto o excesso quanto a deficiência deste nutriente estão relacionadas com má-formação fetal, pré-eclâmpsia e retardo de crescimento intrauterino.

As vitaminas e minerais são ingeridos a partir dos alimentos e, caso seja preciso, sob orientação de um nutricionista, pode-se complementar as necessidades de ingestão com suplementos nutricionais.

Nutrientes diretamente Relacionados com o Sistema Imunológico

É importante ingerir nutrientes em quantidade e qualidade suficientes para sustentar as atividades do sistema imunológico, e, dessa forma, eliminar agentes infecciosos.

Vale destacar os seguintes nutrientes:

- vitamina C: contribui para a manutenção das barreiras naturais contra as infecções, auxilia no aumento da produção de interferon (substância celular que impede a uma ampla gama de vírus provocar infecções), potencializando o sistema imunológico. É necessário para formar o colágeno, um componente essencial das membranas das células. A vitamina C pode ser encontrada em diversas frutas e verduras, como o kiwi, carambola, caju, morango, abacaxi, caqui, cítricos, melão, pimentão, tomate, verduras da família da couve e hortaliças verdes-escuras;

Nutrição *versus* HCV   75

- vitamina E: aumenta a resposta imunológica. Pode ser encontrada no óleo de gérmen de trigo, óleo de soja, girassol, gergelim, gérmen de cereais ou cereais de grão integral (pão, arroz e massas integrais etc.), azeite de oliva (principalmente, o extravirgem de primeira pressão a frio), vegetais de folha verde, sementes, castanhas e frutas secas;
- vitamina A: tem papel essencial no combate às infecções, auxilia na manutenção da integridade da superfície das mucosas (barreiras naturais contra as infecções). Pode ser encontrada no fígado, manteiga, creme de leite, ovos e laticínios. O betacaroteno, que pode se transformar em vitamina A, é encontrado em legumes, frutas e vegetais de coloração verde, vermelha, alaranjada e/ou amarelada (brócolis, couve, agrião, rúcula, damasco, cereja, melão, mamão, abóbora, cenoura, pêssego, beterraba etc.).
- outras vitaminas: são conhecidas as alterações do sistema imunológico associadas ao déficit de vitaminas do complexo B. A carência de ácido fólico ou vitamina B9 suprime a resposta de alguns linfócitos, o que, por sua vez, é acompanhada de uma diminuição de anticorpos (substâncias que lutam contra bactérias e produtos tóxicos ao organismo). As vitaminas do complexo B aparecem na maioria dos alimentos de origem vegetal (legumes, frutas frescas, frutos secos, cereais, verduras, feijões, grãos e sementes) e nos de origem animal (carne e vísceras, pescados e frutos do mar, ovos e nos produtos lácteos). O ácido fólico encontra-se em maior quantidade nas verduras e legumes verde-escuros, frutas, cereais enriquecidos e fígado; e a vitamina B12 abunda no fígado e nos frutos do mar, mas também está presente em alimentos como carne, peixe, ovos e laticínios;
- flavonoides: substâncias próprias de plantas (corantes) com ação antioxidante. Estão presentes em numerosos vegetais, alguns dos quais potencializam a ação da vitamina C, como: verduras da família da couve (crucíferas), verduras e legumes de folha verde-escuro, frutas vermelhas e cítricas;
- ferro: seu déficit provoca uma diminuição da proliferação (multiplicação e crescimento) celular e da resposta imunológica. Está presente no espinafre, brócolis, cogumelos, frutos secos, feijões, grãos integrais, fígado, carnes, pescados e gema de ovo;
- zinco: sua carência influi no sistema imunológico e afeta fundamentalmente os órgãos linfoides (que produzem linfócitos) e a resposta

imunológica. O zinco pode ser encontrado nos frutos do mar, fígado, leguminosas, levedo de cerveja, milho, sementes de abóbora e girassol, queijos curados, legumes, frutos secos, castanhas, cereais integrais, carnes, pescados e ovos;

- selênio: o déficit deste mineral afeta diretamente o sistema imunológico. Possui atividade bactericida, induz a resposta dos anticorpos diante de certos tóxicos e o desenvolvimento de linfócitos. Está presente nas castanhas, principalmente a castanha-do-pará, nas carnes, peixes, frutos do mar, cereais, ovos, frutas e verduras;
- magnésio: este mineral é muito importante para a eficiência do sistema imunológico. As principais fontes são as castanhas, sementes, grãos de cereais, leguminosas, tofu e vegetais verde-escuros.

Recomendações para potencializar nossas defesas e fortalecer o sistema imunológico:

- seguir uma alimentação variada e saudável baseada em alimentos frescos, orgânicos e ricos em vitaminas e minerais;
- não ficar muito tempo em jejum, comer de três em três horas diminuindo o volume e melhorando a qualidade da refeição;
- estimular a circulação sanguínea e linfática com atividade física equilibrada e banhos em temperatura fria a morna, sempre respeitando os limites do corpo;
- dormir o número suficiente de horas para favorecer o correto funcionamento de nosso sistema de defesa – durma cedo para que o seu sono possa ser renovador;
- evitar o estresse, a ansiedade e o nervosismo, que são inimigos de nosso sistema imune;
- procurar descansar quando seu corpo pedir;
- evitar a utilização de produtos que tenham metais pesados (flúor, cádmio, alumínio, arsênico etc.), pesticidas, herbicidas, hormônios, antibióticos, corantes, conservantes, acidulantes, adoçantes artificiais e agrotóxicos em sua composição;
- consumir frequentemente alho e cebola, de preferência semicrus, além de utilizar condimentos e ervas naturais como o açafrão, erva-doce, orégano, alecrim, manjericão, entre outros.

O leite materno

Aproveito esta oportunidade em que estou falando do sistema imunológico para agradecer a minha mãe pelo aleitamento materno que ela me proporcionou quando era criança. Isso com certeza fortaleceu muito meu sistema imunológico, me fornecendo anticorpos importantíssimos para a formação das minhas defesas. Além disso, meus pais me permitiram ter um organismo resistente à dor, doenças, infecções e febre, pois nunca tomei analgésicos, antibióticos ou qualquer outro remédio para amenizar gripes, febres, dores e resfriados. Aprendi a lidar com a dor e aprendi a me cuidar com descanso, hidratação, mel, própolis, ervas naturais e homeopatia.

Não estou aqui levantando uma bandeira contra os medicamentos, mas acredito que muitas pessoas não têm paciência para aguentar a dor passar, nem lidar de forma mais natural com a febre e os problemas de saúde. Hoje em dia qualquer dorzinha que se sente, qualquer mal-estar ou um leve estado febril já é motivo para a ingestão de remédios. Há pessoas que tomam remédio de forma preventiva, o que eu acho um absurdo. A alimentação, o descanso e a hidratação adequada já ajudam na prevenção de infecções, inflamação, doenças crônicas, gripes e resfriados. Pense nisso.

O Ser Humano É Um Ser Individual

Nós somos um ser individual, com particularidades bioquímicas e genéticas, por isso é muito difícil indicar uma dieta idêntica para todos os que sofrem de problemas no fígado ou de qualquer outro problema de ordem física, química ou mental. O ser humano diariamente entra em contato com muitas substâncias que prejudicam seu organismo, seu fígado e precisam eliminá-las a fim de evitar que sejam absorvidas e causem danos.

O fígado, como já vimos no Capítulo 1, é um órgão muito importante, responsável pela metabolização (processamento) de tudo aquilo que entra em nosso organismo – seja pela ingestão de alimentos, líquidos e medicamentos, seja pela aspiração, contato com a pele, cabelo e unhas. Na alimentação ingerimos agrotóxicos, conservantes, corantes, espessantes, estabilizantes, álcool, adoçantes artificiais etc. Ao respirar inalamos tóxicos resultantes da poluição, da combustão dos motores dos carros, da fumaça dos cigarros. Assim, tudo isso vai para o sangue, que deverá ser depurado pelo fígado.

Mas o fígado não trabalha de forma igual em todas as pessoas. Algumas têm maior facilidade ou dificuldade em realizar determinadas funções e isso pode ser agravado quando existe um dano hepático ou melhorado com a prática de alguns hábitos alimentares e de vida considerados saudáveis. O dano no fígado pode ser causado por alguma doença presente ou passada; ou por abusos frequentes do próprio indivíduo, como o consumo de bebidas alcoólicas, o excesso de peso, a má nutrição, o sono inadequado, o sedentarismo, o uso de drogas, medicação e o tabagismo.

No caso da alimentação, para você saber qual é a mais indicada ao seu organismo, é importante que aprenda a perceber e a conhecer o seu organismo. Preste atenção às reações fisiológicas, sinais e sintomas do seu corpo em razão de hábitos de vida e alimentares que você tem. Um nutricionista pode ajudá-lo na composição de uma alimentação mais adequada, mas você pode começar a perceber quais alimentos são mais bem aceitos e metabolizados pelo seu corpo. Perceba as respostas, os avisos e os alertas que o corpo lhe envia, e você, juntamente com um nutricionista, poderá organizar uma alimentação personalizada para seu organismo.

O fígado é um órgão extremamente responsivo; ele reage de diferentes maneiras após a ingestão de qualquer alimento. Se após uma refeição nos sentimos "pesados", estufados ou com inchaço abdominal, com sensação de cansaço, gases, náusea, dor de cabeça, alergias respiratórias, aquela sensação de que a comida não caiu bem, então é um sinal de que o organismo está sendo forçado a trabalhar em excesso, está incomodado e sobrecarregado. Com essas informações, podemos eliminar da nossa alimentação ou pelo menos diminuir significativamente o consumo, a quantidade ou a frequência da ingestão desses alimentos que nos causam danos.

Faça uma lista dos alimentos que se mostraram inconvenientes para o seu organismo. Anote os sinais, sintomas e reações percebidas. Converse com um nutricionista, pois ele vai equilibrar e adequar a sua alimentação para que você possa obter todos os nutrientes necessários, substituindo e evitando os alimentos indesejados pelo seu corpo. Este equilíbrio proporcionará ao seu organismo vitalidade, saúde plena, disposição e energia, gerando menos radicais livres e consequentemente menos inflamação em todos os órgãos, músculos e tecidos.

Alimentos normalmente Recomendados para a Saúde Plena do Organismo

Estes alimentos são indicados para pessoas que querem ter uma alimentação adequada, precisam fortalecer o organismo e desintoxicar o fígado, pois eles possuem a capacidade de nutrir, prevenir ou amenizar doenças e sintomas, auxiliando na eliminação de toxinas do organismo e no fortalecimento do sistema imunológico:

- azeite de oliva, gergelim, macadâmia e linhaça dourada extravirgem: ricos em gorduras mono e poli-insaturadas, minerais e vitamina E;
- acerola e romã: contêm vitamina C e flavonoides (hesperidina e rutina); melhoram a função imunitária e a produção de interferon;
- alho e cebola: são antibióticos naturais, eficientes na ação contra bactérias, vírus, fungos e parasitas além de serem ricos em vitaminas e sais minerais;
- alcachofra e cardo mariano: contêm silimarina e cinarina, dois componentes fitoquímicos antioxidantes, que melhoram a função hepática e auxiliam na desintoxicação do fígado;
- alfafa: rica em oligoelementos e minerais que favorecem a síntese de anticorpos;
- cereja, morango e blueberries: contêm importantes antioxidantes e melhoram a circulação a nível portal no fígado;
- agrião: ajuda na recuperação e no bom funcionamento hepático;
- cereais integrais: carboidratos complexos que contribuem com vitaminas do grupo B necessárias para o bom funcionamento hepático, intestinal e digestivo;
- grãos (leguminosas/feijões): ricos em proteínas vegetais, vitaminas, minerais e fibras;
- vegetais crucíferos (repolho, brócolis, couve-flor, couve manteiga, rabanete, rúcula etc.): favorecem o metabolismo hepático e auxiliam na destoxificação do fígado;
- ameixa: rica em vitaminas e minerais. Tem quantidade insignificante de sódio, gorduras e proteínas, fazendo com que seja adequada nos casos de doenças hepáticas;
- cúrcuma (açafrão): tempero – é um pigmento amarelo com efeitos protetores para o fígado similares à silimarina e à cinarina do cardo mariano e da alcachofra;

80 Hepatite C – Eu Venci!

- dente de leão: grande desintoxicante e depurativo do fígado;
- framboesa: facilita a eliminação das substâncias que produzem as infecções;
- geleia real: exerce uma ação revitalizante e tonificante da função imunológica;
- gengibre: anti-inflamatório, antifúngico e antiviral;
- kiwi: imunoestimulante por seu conteúdo em oligoelementos, minerais e vitamina C;
- lecitina de soja: contém colina, uma vitamina necessária para o metabolismo hepático;
- legumes e verduras com folhas verde-escuras: contribuem com o ácido fólico que ajuda na recuperação dos hepatócitos e diminuem o risco para o desenvolvimento de anemia;
- levedo de cerveja: fonte importante de vitaminas do grupo B, selênio, zinco, inositol e colina;
- limão: imunoestimulante de grande utilidade em todo tipo de infecções;
- lichia: fruta com ação imunoestimulante;
- maçã: descongestionante do fígado, auxilia a destoxificação hepática;
- melão: hidratante e remineralizante, favorece a reposição da água e de sais minerais que se perdem nos casos de doenças infecciosas;
- mel: contém frutose que facilita a formação de glicógeno e melhora o funcionamento hepático;
- nêsperas: descongestionante hepático capaz de melhorar a hepatomegalia;
- rabanete: rico em compostos sulfurosos como a rafanina, de grande poder antibiótico, antiviral e imunoestimulante, principalmente a nível hepático;
- sésamo: contém vitaminas do grupo B que facilitam o bom funcionamento e a regeneração das células hepáticas;
- cogumelos (shiitake, maitake etc.): estimulantes da produção de interferon;
- tapioca: a farinha de mandioca que contribui com carboidratos de fácil assimilação sem conter gorduras, o que facilita a função hepática;
- chá verde: tem princípios ativos que fazem dele um poderoso aliado no combate aos radicais livres, ao colesterol total e até ao excesso de peso; combate as inflamações, o estresse, auxilia no tratamento do colesterol e inibe os níveis de leptina no sangue, uma enzima que favorece a absorção de gordura;

Nutrição *versus* HCV 81

- tomate: rico em carotenoides antioxidantes e em minerais de ação imunoestimulante;
- linhaça dourada, óleos vegetais e peixes de águas frias e profundas (arenque, salmão, truta, sardinha etc.): possuem ácidos ômega 3 e 6 (w3 e w6) que protegem o sistema cardiovascular;
- uvas vermelhas e roxas: contribuem com açúcares naturais e vitaminas antioxidantes ativando a função desintoxicadora; estimula também a produção de bílis, o que descongestiona o fígado e facilita a circulação de sangue por seu interior – o retorno do sangue do aparelho digestivo ao fígado, com o qual diminui a hipertensão portal;
- probióticos: micro-organismos "benéficos" como os lactobacilos (*lactobacillus Casei*) e as bifidobactérias, que atuam diretamente contra as bactérias prejudiciais ao intestino, funcionam como antibióticos e estimulam o sistema imunológico intestinal – o ideal é fazer a ingestão dos probióticos com indicação de um profissional nutricionista;
- prebióticos (ou "fructanos naturais"): alcançam diretamente o intestino e nutrem a flora, melhoram a absorção de cálcio e inibem o crescimento de bactérias patogênicas – a farinha da banana verde é um prebiótico natural que pode ser usado na alimentação;
- fitoterápicos, ervas e alimentos que podem auxiliar no fortalecimento hepático: chá verde, *Chlorela* (alga), lecitina de soja, silimarina (cardo mariano), carqueja, alcachofra, zedoária e aveia – converse com seu nutricionista sobre estes alimentos e plantas.

> **Observação:** Deve-se priorizar os alimentos locais, frescos, sazonais (da época), orgânicos, integrais e mais próximos do seu estado original (menos processados).

Alimentos Prejudiciais Que Devem Ser Evitados

A seguir a relação de alguns alimentos que devem ser evitados para uma melhora significativa ou uma boa manutenção da saúde:

- alimentos refinados (açúcar, farinha etc.): debilitam as defesas orgânicas ao nos privar de nutrientes importantes perdidos no refinamento;
- alimentos tiraminoliberadores: são os queijos e as carnes preparadas, os frios, os alimentos defumados, os embutidos, o vinho branco e os chocolates;

82 Hepatite C – Eu Venci!

- açúcares: todos eles, em excesso, conseguem diminuir a resposta imunológica diante das infecções;
- bebidas alcoólicas: são altamente prejudiciais para o fígado; a abstinência deve ser total, pois a ingestão de bebidas alcoólicas agrava a icterícia e a inflamação hepática;
- carnes e embutidos: contêm gorduras saturadas, sal em excesso, hormônios e antibióticos;
- chocolates: contêm açúcares e gorduras em abundância, sendo contraindicados;
- leite e derivados: exigem do fígado um esforço extra que não é recomendado, principalmente quando há alterações hepáticas; além de poder causar problemas alérgicos e desmineralização óssea (veja mais detalhes no item sobre o leite);
- amendoins, moluscos e carnes cruas: devido ao alto risco de contaminação e trasmissão de doenças encontrado nestes alimentos;
- manteiga, fígado de animais e laticínios: são ricos em gorduras saturadas que exigem esforço hepático excessivo, além de aumentar o risco de doenças cardiovasculares;
- creme de leite, maionese, margarina e banha: contêm grande quantidade de gordura, e sua digestão implica um esforço adicional para o fígado;
- sal: favorece a ascite, daí limitar seu consumo ou evitá-lo totalmente;
- alimentos que contenham Glutamato Monossódico, pesticidas, agrotóxicos, conservantes, metais pesados e químicos em sua composição: prejudicam todo o funcionamento do organismo, pois levam toxicidade ao fígado e aos tecidos do corpo inteiro;
- alimentos potencialmente alergênicos: podem causar alergia imediata ou tardia ou maior sensibilidade em algumas pessoas. Esses efeitos podem gerar uma série de sintomas, inflamações e incômodos ao organismo. O ideal seria o paciente com o auxílio de um nutricionista ou médico descobrir quais são os alimentos causadores dos desconfortos para que o profissional possa estabelecer com o paciente uma conduta a fim de diminuir a resposta alergênica, sinais e sintomas, melhorando a vida do paciente. Os alimentos potencialmente alergênicos são leite e derivados, farinha de trigo, glúten, soja, amendoim e frutos do mar.

A Importância da Dieta Equilibrada

Analisando os alimentos recomendados e os que devem ser evitados, percebemos que uma dieta equilibrada, com as escolhas corretas, pode beneficiar e muito o paciente com problemas hepáticos. A base da alimentação deve conter grãos e cereais integrais, frutas, legumes, tubérculos, verduras, sementes, castanhas, leguminosas (feijões) e algas, sempre respeitando a individualidade bioquímica de cada um.

A ingestão de alimentos pouco processados, mais próximos da sua origem (crus, integrais, cozidos ou ao vapor), é o segredo de uma alimentação saudável.

Devemos priorizar sempre os alimentos e produtos orgânicos e naturais (livres de pesticidas, agrotóxicos, antibióticos, hormônios, aditivos químicos, herbicidas, metais pesados, corantes e conservantes) para que o corpo (principalmente o fígado) não fique intoxicado e sobrecarregado.

Muitas pesquisas têm mostrado que este tipo de alimentação está associado à diminuição da incidência e do aparecimento de várias doenças ao longo da vida.

Dúvidas Mais Frequentes sobre Alimentação

1. Por que muitas pessoas têm dificuldades para digerir o glúten? Por que ele deve ser evitado pela grande maioria das pessoas?

O glúten é uma macromolécula proteica de difícil digestão. Por este motivo pode ser muito prejudicial para o organismo, pois muitas vezes não é digerido adequadamente causando uma série de reações inflamatórias no corpo. Estas reações acabam afetando o funcionamento adequado de órgãos, tecidos e/ou células. A fração do glúten com potencial "tóxico" é chamada de gliadina. O glúten está presente no trigo, centeio, cevada, malte, aveia e em todos os alimentos e produtos preparados com estes cereais e farinhas, como pães, bolachas, bolos, massas etc. Embora a aveia não contenha glúten, ela é contaminada durante o processo de industrialização, mas o glúten encontrado neste alimento parece não causar agressões ao organismo.

Como o glúten não desaparece quando os alimentos são assados, grelhados ou cozidos, a única forma de evitá-lo é não consumir alimentos e preparações feitas com trigo, malte, centeio e cevada, além da aveia. A grande maioria da população tem hipersensibilidade ao glúten, isso principalmente porque, hoje em dia, o consumo de trigo e derivados é exagerado no mundo todo, além disso, a maioria do consumo é de produtos refinados, modificados, contaminados e pobre em nutrientes. Uma série de reações inflamatórias pode ocorrer no organismo em razão da ingestão frequente e maciça de alimentos com glúten na sua composição, podendo até desencadear nas pessoas mais sensíveis problemas físicos, biológicos, mentais e emocionais, por causa das diversas reações inflamatórias ocasionadas.

Muitos estudos têm demonstrado que o consumo exagerado de farinha e derivados pode estar associado ao desenvolvimento de inúmeros problemas respiratórios, gastrointestinais, neuropsicológicos, autoimunes, dermatológicos, endócrinos e sistêmicos, além da conhecida "dor de crescimento". Verifique com seu nutricionista a necessidade de modificação de sua alimentação para que a ingestão de glúten seja de forma rotativa e não diária. Isso será estabelecido de acordo com a necessidade de cada um, verificando os sintomas e sinais existentes, com o objetivo de amenizar as queixas e incômodos.

Algumas pessoas, porém, não podem ter contato algum com glúten. São aquelas com diagnóstico médico de doença celíaca. A doença celíaca é uma intolerância permanente ao glúten. O glúten não é digerido nem reconhecido como nutriente, por isso agride e danifica as vilosidades do intestino delgado, desequilibrando a permeabilidade da membrana intestinal, facilitando a entrada e a absorção de moléculas prejudiciais ao corpo e dificultando a absorção de nutrientes presentes nos alimentos.

A doença celíaca geralmente se manifesta na infância, entre o primeiro e o terceiro anos de vida (quando acorre a introdução de alimentação à base de papinhas engrossadas com cereais, bolachas, pães, sopinhas de macarrão etc.), mas pode surgir ou se desenvolver em qualquer fase da vida, inclusive em pessoas adultas. O diagnóstico pode ser feito por meio da observação clínica dos sintomas e exames bioquímicos.

Os sintomas podem variar de pessoa para pessoa. Mas o quadro clínico mais comum é caracterizado por diarreias crônicas acompanhadas de barriga inchada, empachamentos, gases, perda de peso, vômitos, anemia, lesões de pele, pruriginosas, atraso no crescimento, irritabilidade, má digestão, má absorção de nutrientes, cansaço e apatia.

Neste caso, deve-se evitar totalmente todos os alimentos que contêm glúten em sua composição, inclusive a aveia. A melhor maneira de se certificar é ler os rótulos dos alimentos antes de consumi-los.

Nutrição *versus* HCV   85

Alguns alimentos não contêm glúten e podem facilmente ser utilizados no lugar do trigo para preparar pães, torradas, biscoitos, pizzas, tortas etc. São eles:

- mandioca, batata, cará, inhame, batata-doce, yacon (batata peruana), milho, tapioca, mandioquinha;
- fécula de: batata, arroz e mandioca;
- farinha de: mandioca, arroz integral, tapioca, quinoa, milho, aveia, grão-de-bico e castanhas;
- trigo sarraceno, amido de milho (maisena) e fubá;
- araruta, amaranto, arroz integral e polvilho (doce e azedo);
- quinoa em flocos, em grãos e farinha;
- flocos de: arroz integral, aveia, quinoa e milho; e
- macarrão de: arroz integral, quinoa, batata, batata-doce, milho e trigo sarraceno.

2. *Por que devemos evitar o consumo de leites e derivados, com exceção do leite materno?*

Segundo a Organização Mundial da Saúde (OMS), o leite materno é o leite indicado para o ser humano nos primeiros 2 anos de vida, sendo um alimento exclusivo e frequente por 6 meses e complementar até 2 anos. Ele é rico em ácidos graxos de cadeia longa, que são gorduras importantes para o desenvolvimento cerebral. O seu principal açúcar é a lactose, porém mais de 30 açúcares já foram identificados em sua composição, como a galactose, frutose e os oligossacarídeos. Também contém maiores quantidades de aminoácidos essenciais de alto valor biológico, como a cistina, e aminoácidos, como a taurina, que não são encontrados no leite de vaca – ambos fundamentais para o crescimento e desenvolvimento do sistema nervoso central. Isto é particularmente imprescindível para os prematuros que não possuem enzimas necessárias para a formação da taurina.

Além de todos esses benefícios, o leite materno é rico em anticorpos, células de defesa do organismo e é mediante o aleitamento que o bebê recebe fatores importantes para compor seu sistema imunológico. No meu caso, o aleitamento materno foi fator de grande valia para a minha saúde como um todo.

O leite de vaca também contém fatores imunológicos de ótima qualidade, mas não são indicados para o ser humano e sim para o bezerro. A

Hepatite C – Eu Venci!

maioria dos fatores só funciona para a mesma espécie animal e, mesmo que alguns desses fatores pudessem ser benéficos para nós, na sua maioria, eles são destruídos na armazenagem, processamento e fervura do leite.

O que mais diferencia o leite de vaca do materno é a sua composição proteica, pois o leite de vaca possui grandes moléculas de proteínas (betalactoglobulina, por exemplo) que não são digeridas pelo organismo humano, além de ter desequilíbrio de minerais em sua composição.

No leite materno, 80% do conteúdo proteico é de lactoalbumina. No leite de vaca essa mesma proporção é de caseína. O fato de o leite materno ter menos caseína faz com que ele promova formação de coalho gástrico mais leve, de mais fácil digestão e com reduzido tempo de esvaziamento gástrico. Além disso, o leite de vaca contém a betalactoglobulina, uma proteína que não existe no leite materno e é extremamente alergênica para o ser humano, principalmente porque nós não temos enzimas que digerem essa proteína. Diversos estudos já demonstraram existir mais de 25 frações proteicas alergênicas no leite de vaca.

A maior parte das alergias alimentares é tardia e mediada por IgG (anticorpo), podendo desencadear sintomas de 2 horas a 3 dias após o contato com os alérgenos, sendo, portanto, de difícil diagnóstico. Entre os alimentos mais alergênicos, o leite de vaca, a soja, os frutos do mar, o amendoim e o glúten são os mais frequentes. A maior relação dos derivados de leite com as alergias tardias se deve ao fato de o organismo não digerir adequadamente a betalactoglobulina. Além disso, a caseína, a alfalactoalbumina e a lactoglobulina também são extremamente indigestas.

As proteínas alergênicas dos laticínios podem provocar inflamação na mucosa intestinal causando alterações na permeabilidade da membrana, facilitando a passagem de macromoléculas indesejadas e metais tóxicos, além de dificultar a absorção de nutrientes, gerando uma síndrome de má absorção. A mucosa intestinal é responsável pela produção de serotonina (associada à sensação de bem-estar), hormônios e enzimas digestivas, por isso a sua alteração prejudica as funções executadas por essas substâncias que seriam produzidas e liberadas na circulação e exerceriam sua ação no organismo.

Além do mais, as moléculas indesejadas que conseguiram atravessar a mucosa intestinal alterada poderiam provocar uma reação do organismo no sentido de combatê-las, pois seriam entendidas como antígenos (substâncias estranhas ao organismo), necessitando ser eliminadas. O sistema imunológico seria acionado e produziria substâncias quimicamente ativas,

Nutrição *versus* HCV   87

agregação plaquetária, e substâncias pró-inflamatórias. Todas essas reações em conjunto muitas vezes desencadeiam sintomas e inflamações em diversos órgãos e tecidos, podendo se manifestar por meio de alterações físicas, químicas, mentais e/ou emocionais.

Diversos estudos comprovaram a relação de alergias tardias ao leite de vaca, relacionaram o consumo frequente de leite a problemas como a ocorrência de otite, dermatite, rinite, sinusite, bronquite asmática, amigdalite, obesidade, aumento da resistência à insulina, aumento na formação de muco, gastrite, enterocolite, esofagite, refluxo, obstipação intestinal, enurese, enxaqueca, fadigas inexplicáveis, artrite reumatoide, falta de concentração, hiperatividade (ADHD), dislexia, ansiedade e até mesmo depressão.

O processo alérgico tardio não se manifesta pela presença da substância alergênica e, sim, pelo consumo regular e frequente de algo que contenha em sua composição estas substâncias e moléculas, geralmente macromoléculas proteicas. Isso gera processos que favorecem o desencadeamento de diversos sintomas, doenças e alergias.

Além disso, o leite de vaca possui 3 vezes mais proteína que o leite materno. A sua ingestão leva à acidez do pH sanguíneo e sobrecarrega os rins e, ao contrário do que se imagina, leva ao aumento da excreção urinária de cálcio. No leite de vaca existe um desequilíbrio entre os minerais necessários para uma adequada utilização do cálcio pelo organismo, prejudicando sua biodisponibilidade. O maior problema do alto consumo de cálcio, sem o equilíbrio com os demais nutrientes, principalmente o magnésio, é a possibilidade do aparecimento de microcalcificações a partir do cálcio circulante que não conseguiu se fixar no osso, o que pode causar artrite, bursite, cálculos, nódulos e esporão. O queijo concentra ainda mais as proteínas alergênicas e cálcio em detrimento do magnésio – daí seu potencial alergênico também ser altíssimo. No sangue, o consumo exagerado de proteínas, gorduras, açúcares, leite e derivados mantém o pH acidificado, o que dificulta a ação e utilização dos minerais, inclusive do cálcio, ao mesmo tempo que aumenta sua excreção renal e urinária.

A maior parte dos alimentos vegetais, que são boas fontes de cálcio, tem uma proporção parecida com a do leite materno e uma sinergia com os demais nutrientes necessários para a biodisponibilidade dos seus minerais. A fermentação de legumes, verduras e frutas (por boas bactérias e comensais) mantém um pH intestinal ácido, prejudicando o desenvolvimento de "más" bactérias e favorecendo a absorção do cálcio e de outros minerais necessários para um bom funcionamento orgânico, inclusive manutenção para a massa óssea. No sangue, o metabolismo de legumes, verduras e frutas mantém o pH levemente alcalino, ideal para que as reações orgânicas aconteçam, favorecendo a biodisponibilidade do cálcio e, consequentemente, sua fixação no osso, já que não precisa ser usado como tampão dos íons ácidos vindos da dieta.

O pH normal do sangue varia entre 7,3 e 7,4, sendo levemente alcalino. É nesta faixa que as funções orgânicas podem ter um "ótimo" desempenho. Pelo processamento que os alimentos sofrem durante a digestão, eles podem gerar substâncias alcalinizantes ou acidificantes. São alcalinizantes as frutas, os legumes e as verduras, na sua maioria. São acidificantes o leite, o açúcar, as carnes, a cafeína, as gorduras, o álcool e os aditivos químicos contidos em alimentos industrializados. Se o pH sanguíneo estiver ácido precisará ocorrer uma adaptação do organismo para seu equilíbrio. Além de gerar um estresse, ocorrerá uma maior excreção urinária de cálcio.

Para a boa ingestão e aproveitamento do cálcio, é importante a ingestão de suas boas fontes e de todos os nutrientes que ajam em conjunto. Além disso, devemos evitar a ingestão de cafeína, álcool, aditivos químicos, açúcar, proteína, gordura, fitatos, oxalatos e sal em excesso, que diminuem a absorção do cálcio e aumentam a sua excreção urinária e fecal.

O problema está no consumo intenso e frequente de leite e de seus derivados, em detrimento de outros alimentos naturalmente mais saudáveis e equilibrados nutricionalmente. Esse desequilíbrio facilita as reações alérgicas, intoxicação, sobrecarga hepática e transtornos funcionais, inclusive a osteoporose.

Outra questão a ser abordada é o fato de que a própria qualidade do leite vem sofrendo modificações com a necessidade de utilizar recursos pró-produtividade, como hormônios (hormônio de crescimento bovino), antibióticos (tratamento de mastites), pasteurização, manutenção de bactérias resistentes aos antibióticos, bactérias mortas, metabólitos dos medicamentos etc. Com certeza o contato do organismo humano com estas substâncias através do leite e derivados pode contribuir para o aumento do risco de desenvolvimento de diversas doenças, alergias e incômodos. Esse contato se dá pelo consumo do leite em si e pela ingestão de seus derivados, tanto de forma isolada como em diversas preparações.

Teoricamente a manteiga não causaria os mesmos problemas dos outros derivados do leite por ser composta basicamente de gordura, tendo na sua composição ácido butírico, que ajuda a prevenir o crescimento de fungos e cândida.

Mas em razão do ao seu alto teor de gordura saturada, deve ser consumida com moderação. Os pacientes com problemas hepáticos, cardiovasculares, com colesterol elevado e obesidade devem evitar a manteiga. Converse com seu nutricionista sobre a possibilidade do consumo rotativo de manteiga.

Dica
Uma dica interessante é o consumo rotativo de *ghee*, uma manteiga clarificada, que já pode ser encontrada em algumas casas e lojas de produtos naturais. Essa manteiga é considerada mais pura, pois passa por um processo de "purificação", por meio do qual algumas toxinas são extraídas. É necessário ressaltar que o importante é que cada um tenha uma alimentação equilibrada, respeitando a sua capacidade de defesa e a sua individualidade bioquímica, na qual cada organismo reage de maneira diferente em relação aos alimentos. Sempre lembrando que é bom evitar os alimentos potencialmente prejudiciais à grande maioria das pessoas.

3. *Quais os alimentos importantes para a ingestão e utilização adequada de cálcio pelo organismo?*

São: os leites hipoalergênicos com cálcio; e os leites de aveia, soja, castanhas e arroz enriquecidos com cálcio.

Se você fizer questão de consumir leite e derivados, saiba que o leite e o iogurte menos alergênicos são os de cabra ou leite de vaca cru (direto da vaca – quando a vaca é criada livre e comendo capim, de forma orgânica).

Incluem-se aí: brócolis, mostarda, algas, couve, espinafre, tofu, figos secos, sementes de gergelim, de abóbora, de melão, de melancia e de girassol; melado, repolho, vegetais verde-escuros, batata-doce, feijões, milho, cereais integrais, linhaça dourada, aspargos, amêndoas, aveia e lentilha; alimentos que são fonte de vitamina D, como óleo de peixe e cogumelos; alimentos que são fonte de vitamina B12 (alimentos de origem animal) ou suplemento de B12, para as pessoas que não comem alimentos de origem animal.

Dica
Tomar sol durante 10 a 15 minutos pela manhã, antes das 9:00, e à tarde, após às 16:00, diretamente na pele, sem protetor solar, também ajuda na produção e absorção de vitamina D, essencial para a fixação do cálcio nos ossos.

90   Hepatite C – Eu Venci!

4. Quais os alimentos que podem substituir o leite e derivados em preparações alimentares?

São eles: água, sucos naturais, vitaminas, água de coco, leite de arroz, leite de coco, leite de aveia, leite de castanhas e sementes (se possível enriquecidos com cálcio), chás; maionese de tofu; queijo de soja (tofu) e tempeh (fermentado da soja).

5. Devemos ter cuidados na ingestão de soja?

Primeiro, é importante falar um pouco sobre a soja. Ela é uma leguminosa rica em minerais como ferro, potássio, fósforo, cálcio, vitaminas do complexo B e isoflavonas. A isoflavona é um composto da soja, também chamado de fitoestrógeno, que atua na prevenção de doenças crônico-degenerativas, como o câncer de mama, de cólon de útero e de próstata. Sua estrutura química é semelhante ao estrógeno (hormônio feminino) e, por isso, é uma substância capaz de aliviar os efeitos da menopausa e da tensão pré-menstrual. As propriedades estrógenas também ajudam a reduzir outro problema causado pela deficiência hormonal: a osteoporose – perda de massa óssea que tende a ocorrer com a idade. Além disso, tem ação antioxidante e atua na regulação da secreção insulínica.

A soja possui algumas substâncias que até pouco tempo eram vistas apenas como fatores antinutricionais (fitatos), ou seja, que poderiam provocar efeitos fisiológicos adversos ou diminuir a biodisponibilidade de certos nutrientes. Porém, mais recentemente, estudos internacionais a respeito dessas substâncias têm mostrado que essas moléculas podem agir também de forma benéfica ao organismo. Os fitatos, conhecidos também como ácido fítico, são compostos químicos utilizados pelas plantas para armazenar o mineral fósforo no interior de suas células. Eles podem atuar como potentes agentes antioxidantes (prevenindo a oxidação ou envelhecimento das células), cumprindo assim uma função importante na redução dos riscos de inúmeras doenças crônicas e degenerativas, como alguns tipos de câncer e artrites.

Porém, é necessário alertar que alguns problemas de saúde podem surgir em razão da à ingestão constante, frequente e maciça de soja e derivados. A soja, sem uma fermentação adequada, possui macromoléculas proteicas de difícil digestão, que podem ativar o sistema imunológico e causar desconfortos, como a produção de gases, inchaço e diarreia, além de eczemas, dores de cabeça, dermatite, herpes, obesidade e problemas da tireoide. A soja é um alimento amplamente consumido na cultura oriental, principalmente no Japão, mas vale lembrar que o seu consumo lá se dá basicamente na sua forma fermentada e/ou coagulada, no qual o alimento é mais bem digerido e aproveitado.

Outra questão abordada sobre a soja é a sua possível atuação inibindo a ação da tripsina, o que dificultaria a digestão proteica. Mas neste caso a cocção da soja por 2 minutos a temperatura de 77° a 90°C pode inativar até 90% da tripsina presente na soja.

Dica

A soja não fermentada é um alimento potencialmente alergênico, por isso prefira alimentos feitos à base de soja fermentada ou coagulada, em que as proteínas estão parcialmente digeridas e quebradas. A melhor maneira de se consumir soja é através do missô, do tofu (queijo de soja) orgânico e do shoyo sem glutamato monossódico. Caso você não sinta nenhum desconforto, consuma de forma rotativa o feijão, o leite e o iogurte de soja orgânica e evite os seus outros derivados.

Consuma sempre a orgânica, com selo e certificação!

A Nutrição e a Depressão durante o Tratamento

Durante o tratamento da hepatite C, são muitos os fatores que podem afetar nosso estado mental. Entre esses, podemos mencionar os efeitos colaterais do Interferon e da Ribavirina, a alimentação, o estado espiritual, os fatores psicológicos, as condições sociais e ambientais, e o estado nutricional do portador.

A depressão deve ser trabalhada pelo médico conjuntamente com um psicólogo e sua equipe multidisciplinar. Porém, alguns hábitos podem ajudar a melhorar ou prevenir a depressão, como uma alimentação adequada que forneça o equilíbrio de nutrientes, dos quais, reconhecidamente, carecem as pessoas depressivas.

Deficiências de certos nutrientes – como folato (acido fólico), tiamina (vitamina B1), niacina (encontrada na vitamina B3), piridoxina (encontrada na

92 Hepatite C – Eu Venci!

vitamina B6), cobalamina (vitamina B12), magnésio e W3 – são associadas a sintomas como a irritabilidade, confusão mental, falta de concentração, falta de vontade e depressão. Por outro lado, o consumo de alimentos como leite e derivados, soja não fermentada e glúten favorecem o desenvolvimento de problemas neuropsicológicos.

O consumo de alimentos ricos em vitaminas e minerais pode suprir as deficiências, além de ajudar na redução da intensidade dos sintomas. Entre os alimentos e nutrientes que são indicados podemos citar:

- vitamina B: presente no gérmen de trigo, leguminosas, raízes, grãos de cereais integrais, amendoim, peixes e ovos;
- vitamina B3 (niacina): presente na carne vermelha, fígado, levedo de cerveja, ovos, brócolis, cenoura, abacate, carne de porco, batatas, tomate, gérmen de trigo, cereais integrais e peixe;
- vitamina B6 (piridoxina): presente na carne vermelha, aves e peixes gordurosos como o salmão ou atum, ovos, leite, batata, aveia, banana, gérmen de trigo, levedo de cerveja, castanhas, semente de girassol, abacate, cereais integrais;
- vitamina B12 (cobalamina): presente na carnes vermelhas e nas brancas, fígado, ovos, leite e queijos;
- ácido fólico: presente no gérmen de trigo, levedo de cerveja, fígado, feijões, vegetais verde-escuros, aspargos e brócolis;
- magnésio: presente nas castanhas, sementes, grãos de cereais, leguminosas, tofu e vegetais verde-escuros;
- ômega 3: presente na semente de linhaça, óleo de linhaça, peixes de águas profundas e frias (salmão, sardinha, truta, arenque, hadoque etc.).

Assim, uma alimentação variada se faz necessária para suprir plenamente as necessidades de vitaminas e minerais do organismo.

Alimentos que favorecem quadros depressivos

Açúcar: existindo um metabolismo anormal do açúcar, podem ocorrer hipo ou hiperglicemia e sintomas associados, como crises nervosas, desesperação, irritabilidade – tudo seguido de visão turva, cansaço e sonolência. Ocorre ainda que, na metabolização do açúcar refinado, são utilizadas as poucas reservas que restam ao paciente carente dessas vitaminas.

Cafeína: pode causar irritabilidade, ansiedade, insônia e fadiga.

Nutrição *versus* HCV   93

Dicas

Orientação alimentar básica durante o processo depressivo:

- não pule as refeições; respeite os horários, mantendo uma rotina regular;
- mastigue bem os alimentos;
- coma bananas (de preferência orgânicas) e feijão preto frequentemente;
- faça três refeições e dois ou três lanches durante o dia, a intervalos regulares;
- beba muita água, em pequenas doses, durante todo o dia – o recomendado são 4 litros por dia; acostume-se a carregar uma garrafa com você;
- diminua ou elimine a cafeína, café, chocolate, bebidas com gás (refrigerantes e águas com sabor), corantes, adoçantes, conservantes e açúcar refinado;
- elimine alimentos aos quais possa ter alergia ou acentuada sensibilidade; a eliminação de qualquer alimento deve estar de acordo com a resposta individual e com a reação de seu organismo;
- combine uma alimentação saudável e balanceada com atividades físicas, como uma caminhada, andar de bicicleta ou a prática da natação ou hidroginástica;
- diariamente se exponha ao sol de forma responsável; e
- elimine definitivamente as bebidas alcoólicas e o tabaco.

Devemos ter sempre em mente que o que comemos afeta não somente nosso corpo, como também nosso estado emocional. Tente alimentar o corpo com alimentos sadios; a mente, com pensamentos positivos; e o espírito, com a palavra, fé e o amor de Deus.

O Que Deve Ser Prevenido em Pacientes de HCV, Que Estão ou Não em Tratamento

Tem sido verificada a perda de massa óssea no fêmur, coluna, quadril e dentes de pacientes diagnosticados com HCV que passaram ou não por tratamento medicamentoso com Interferon e Ribavirina. Ainda não há consenso científico sobre o assunto, mas recomenda-se como forma preventiva uma alimentação equilibrada rica em alimentos fonte de cálcio (listados acima), exercícios de impacto (corrida, step, jump e pular corda) e peso (musculação) e exames periódicos para acompanhamento.

Outro fator importante a ser abordado é a prevenção da multiplicação de *Candida albicans*. Como já foi citado no Capítulo 3 sobre efeitos colaterais, o paciente com HCV antes, durante ou após o tratamento deve se preocupar

94 Hepatite C – Eu Venci!

com a prevenção deste fungo. A *Candida albicans* e espécies relacionadas são fungos patógenos oportunistas, perigosos principalmente para pacientes imunodeprimidos, com o sistema imunológico debilitado. Muitas pessoas diagnosticadas com HCV que estejam em tratamento medicamentoso ou não têm sido acometidas por candidíase vaginal, intestinal, cutânea e/ou bucal. Tem sido verificado um alto índice de *Candida albicans* em portadores de HCV antes, durante e após o tratamento.

Munido dessas informações, estabeleça juntamente com seu nutricionista e médico condutas visando à prevenção desses males.

Chás

No Capítulo 3 sobre efeitos colaterais, foi dada a dica sobre vários chás que podem amenizar os sinais e sintomas decorrentes da medicação e da doença.

A ingestão de chás muitas vezes ajuda a aliviar alguns desconfortos e a acalmar alguns pacientes. Os chás podem ser temperados com canela, cravo, folhas de estévia, mel ou melado.

Procure utilizar ervas de boa procedência, corretamente armazenadas, recentemente compradas ou colhidas. Evite comprar ervas a granel que fiquem expostas ao sol, luz e ar.

A seguir, sugiro como preparar da maneira mais adequada os chás:

Infusão (folhas e flores – extrato seco ou *in natura*):

- ferva a água mineral;
- após levantar fervura, desligue e deixe esfriar uns 2 minutos;
- derrame a água sobre a(s) erva(s) – 1 xícara de chá de água para 2 colheres de chá de erva(s) ou 500ml de água para 1 colher de sopa de erva(s);
- deixe descansando por 5 a 8 minutos em recipiente de vidro ou porcelana tampado;
- misture no máximo 4 ervas;
- beba logo após o preparo ou guarde em recipiente de vidro escuro na geladeira;
- consuma em até 24 horas – o chá pode ser consumido ao longo do dia fora da geladeira desde que tenha sido armazenado em garrafa térmica de aço inox; e
- evite reaquecer o chá.

Decocção (raiz, caule e talos):

- coloque os pedaços da erva na água fria – 1 xícara de chá de água para 2 colheres de chá de erva(s) ou 500ml de água para 1 colher de sopa de erva(s);
- ferva por 10 minutos em recipiente de vidro, porcelana ou aço inox fechado e em banho maria;
- misture no máximo 4 ervas;
- deixe esfriar um pouco antes de beber;
- beba logo após o preparo ou guarde em recipiente de vidro escuro na geladeira;
- consuma em até 24 horas – o chá pode ser consumido ao longo do dia fora da geladeira desde que tenha sido armazenado em garrafa térmica de aço inox; e
- evite reaquecer o chá.

Dica

A seguir, alguns nutrientes e suplementos que podem ser úteis durante o tratamento (mas lembre-se: fale com seu nutricionista antes, verifique com ele a necessidade do seu organismo – não tome nada por conta própria, pode piorar a situação):

- complexo de vitaminas e minerais;
- L-Taurina sublingual;
- L-Glutamina em pó;
- Lin Fish – ácidos graxos;
- Leucogen;
- óleo de alho e óleo de orégano;
- Caprylex – ácido caprílico;
- Buffered C – vitamina C;
- Milk Thistle – silimarina (cardo mariano);
- tintura de hortelã, erva-doce e gengibre;
- tintura de zedoária, espinheira santa e boldo;
- própolis;
- suco de couve;
- solução tópica de Malvona para bochecho;
- coenzima Q10; e
- óleo de linhaça.

Minha Conduta Alimentar Pós-Tratamento Medicamentoso

Após seis meses de tratamento com Interferon e Ribavirina, meu organismo precisava se restabelecer e se fortalecer. Apesar de ter me preparado bem para o processo de tratamento, sofri inúmeras agressões físicas e fiquei debilitada em vários aspectos. Antes de começar o tratamento, pesquisei, procurando me informar bem sobre o assunto, e conversei com diferentes profissionais e pacientes – tudo para conhecer um pouco do que eu estava para vivenciar.

Como já relatei anteriormente, antes e durante o tratamento procurei fortalecer meu organismo com uma alimentação e suplementação adequadas. Evitei tomar outros medicamentos, descansei e coloquei minha esperança em Deus.

Assim que parei com os medicamentos, procurei manter a alimentação e suplementação visando a fortalecer e restabelecer o sistema imunológico, digestivo e intestinal. Isso fez toda a diferença para minha rápida recuperação e melhora plena.

Minha recomendação é sempre procurar o auxílio de uma equipe multidisciplinar. Não se automedique nem estabeleça sozinho sua conduta nutricional. Procure cercar-se de profissionais competentes da área da saúde para orientá-lo nessa fase tão importante e delicada da sua vida. Este livro tem o objetivo de passar algumas informações para que você possa dialogar com os profissionais de saúde com senso crítico sobre os assuntos relacionados ao portador de HCV antes, durante e após o tratamento.

Parte Dois

Minha Luta Contra a Hepatite C

Capítulo Cinco

O Processo de Cura

A Hora do Tratamento Chegou

Durante os anos desde o descobrimento de que era portadora de hepatite C, tenho estado em acompanhamento médico. Por meio de questionamentos feitos por minha médica hepatologista, a dra. Gilda Porta, identificamos que provavelmente eu contraíra o vírus HCV logo após o nascimento. Convivi com a hepatite C no meu organismo por pelo menos 29 anos, sendo que, durante 24 anos, eu desconhecia que era uma portadora.

A conduta adotada pela médica foi de não indicar, em um primeiro momento, nem a biópsia nem o tratamento. Eu fazia exames de três em três meses, adequei a minha alimentação, mantive a atividade física regular, confiei em Deus... Enfim, procurei cuidar da minha saúde como um todo.

Em todas as consultas, após cada resultado dos exames, eu, minha família e a dra. Gilda conversávamos se aquele era o melhor momento de fazer a biópsia e iniciar o tratamento da doença. Durante alguns anos, decidimos manter o acompanhamento médico.

Até que chegou o dia. Em fevereiro de 2007, exatamente quatro anos após ter recebido os primeiros testes anti-HCV positivos e de PCR detectável, a dra. Gilda me disse em seu consultório:

> "Acho que chegou o momento do tratamento. Vamos marcar a biópsia antes. Vou esperar o resultado e então nós conversamos".

Estava com a minha mãe ao meu lado e confesso que senti um frio na barriga e um rápido abatimento. Vi nos olhos da minha mãe a apreensão. Parece que fomos pegas de surpresa com a possível decisão.

100   Hepatite C – Eu Venci!

Eu havia me formado nutricionista em dezembro de 2006, estava com quase 3 anos de casada e tinha iniciado o ano com planos de engravidar, começar a trabalhar, fazer alguns cursos, mas não tinha planejado começar um tratamento médico tão delicado e sério.

Senti-me frustrada naquele momento, mas a minha posição foi: "Se tenho que fazer, então vou enfrentar".

Cheguei em casa e contei a decisão para o meu marido. No colo do Wueislly pude chorar um pouco, já que queria muito engravidar e sabia que, durante o tratamento de 6 meses (no meu caso portadora do Tipo 3), e mesmo 1 ano após o seu término, a gestação é totalmente contraindicada. O choro foi um desabafo que logo passou.

Apesar de tudo, a minha situação era favorável. Eu tinha apoio do meu esposo, da minha família, de Deus, recursos médicos maravilhosos. Do que poderia ter medo?

Minha família e eu temos a mesma fé e cremos que Deus cura, mas nem sempre a cura vem da maneira que queremos ou esperamos. Por isso pensei: "Se tenho que passar pelo processo de cura, então vou passar sem medo".

A dra. Gilda me indicou um médico para fazer a biópsia. Entrei em contato com o dr. João Seda Neto – um jovem médico muito atencioso e cuidadoso. Ele me solicitou alguns exames (hemograma completo, plaquetas e tempo de protrombina e tromboplastina Ativada) e, assim que soube que tudo estava bem, marcamos a biópsia.

Nos dias que antecederam o procedimento cirúrgico, procurei me informar e ler sobre o assunto. Preparei-me mental, psicológica e fisicamente.

Tudo foi feito em um bom hospital de São Paulo. Fui internada de manhã e, após conversar com o médico, fui encaminhada para o centro cirúrgico. Estava calma e não precisei de sedativos. A sala de cirurgia era fria, mas a atenção e o carinho com que fui tratada logo me esquentaram. O meu pulso estava lento, como sempre, as minhas pernas descruzadas, e só conseguia ouvir o barulho dos batimentos cardíacos e as vozes dos médicos. Eles se preocuparam o tempo todo em me informar sobre o que estava sendo feito e isso foi muito importante para me manter calma. Pelo ultrassom eles decidiram onde seria feita a incisão, demarcaram o local e se prepararam para iniciar o procedimento. Tomei anestesia local, senti uma dormência, e a biópsia hepática percutânea foi realizada com sucesso. Durante a cirurgia não senti dor alguma, mas, assim que terminou, comecei a sentir dores no braço, no ombro direito, na região abdominal e no tórax, além de um pouco de falta de ar. Eles verificaram com o ultrassom se estava tudo bem, em razão do risco de hemorragia. Porém, graças a Deus, nada de anormal foi detectado. Tomei um pouco de remédio para dor e fui para o quarto.

Lá, Wueislly, meus pais e o dr. João estavam a minha espera. Cheguei meio dormente e ainda com bastante dor. O meu marido ficou responsável por levar o fragmento da biópsia para ser analisado em um laboratório. O pedaço minúsculo do meu fígado estava em um frasco com formol, para manter as características das células.

Descansei e fiquei em observação por 4 horas. Durante esse período, a enfermeira, Zita, mediu minha pressão arterial de 15 em 15 minutos, nas primeiras 2 horas, e de 30 em 30 minutos, nas 2 horas seguintes. Recebi alta no início da tarde e fui para casa comer algo leve e descansar.

Esperamos alguns dias para sair o resultado da biópsia. Quando saiu, fomos todos ao consultório da dra. Gilda. Eu, meu esposo, meus pais e a minha irmã Isadora. Estávamos esperando o pior; já tinha na ponta da língua algumas questões sobre o período do tratamento, horários, dosagens, efeitos colaterais, enfim, tudo que já havia estudado nos livros e tinha pesquisado na internet, mas agora era minha vez e precisava ouvir as instruções e tirar as dúvidas.

Entramos no consultório e a doutora logo falou: "Tenho ótimas notícias!". Ficamos atentos ao que ela diria. Ela foi direta e completou: "Você não precisa se tratar. Segundo o resultado da biópsia, o vírus está inativo e não existe nenhuma célula de inflamação no seu fígado. Ele, o seu fígado, está muito saudável!".

Foi uma alegria geral. Estava livre para prosseguir os planos de trabalhar, chegar ao equilíbrio do meu peso e ter filhos. Ao sair do consultório, as recomendações foram: ganhe um pouco de peso, continue cuidando bem da saúde e volte daqui a 6 meses. Mas isso não significava cura, claro.

Depois de alguns meses, no final de 2007, minha tia viu uma reportagem sobre hepatite C na televisão. A reportagem foi sobre o excelente trabalho realizado no Hospital das Clínicas (HC) da Universidade Estadual Paulista (Unesp) de Botucatu com pacientes portadores de HCV. Ela me contou tudo e fiquei muito interessada em conhecer o trabalho deles.

No início de 2008 entrei em contato com o Chico Martuse, presidente da ONG C TEM QUE SABER, localizada em São Manuel, interior de São Paulo. Essa entidade realiza um trabalho lindo e intenso a favor dos portadores de HCV. Ele me deu muitas informações sobre o tratamento do HC e se ofereceu para marcar uma consulta para mim com a equipe médica, já que ele foi um dos primeiros pacientes tratados pela equipe.

No início de março fui para Botucatu com meu marido, meus pais e minha inseparável pasta com todos os exames feitos anteriormente. O Chico estava nos esperando. Fui encaminhada para fazer alguns exames e, em seguida, tive uma consulta com o dr. Giovanni Faria Silva, médico da equipe multidisciplinar do ambulatório de Gastroenterologia da Unesp de Botucatu.

Analisando o resultado da biópsia, feita em março de 2007 e os resultados dos meus exames anteriores, recebi indicação do dr. Giovanni Faria Silva para começar o tratamento, já que pela sua avaliação o meu grau de fibrose era F2 e eu teria indicação de tratamento. Não esperava que fosse tão rápido, mas não tive medo. Em sua sala mesmo, eu conversei com meus familiares e já marquei com o doutor a data para iniciar o tratamento (8 de maio de 2008). Pedi uma carta de recomendação para levar para minha hepatologista, peguei uma guia para repetir os exames em São Paulo, com toda a explicação do dr. Giovanni sobre os protocolos de tratamento, e fui conhecer a equipe multidisciplinar que fica à disposição dos pacientes, além da estrutura do hospital. Nessa ocasião também vi outras pessoas que já estavam sendo tratadas. Foi uma experiência muito boa – recomendo-a a todos os portadores que vão começar o tratamento.

Eu, minha família e a equipe médica da Unesp de Botucatu, então, decidimos que a melhor data para iniciar o tratamento seria a primeira semana de maio. Até lá, eu teria um tempo para me estruturar psicológica, física, mental, espiritual e clinicamente. Além disso, tinha uma viagem marcada para o mês de abril.

Voltando para São Paulo, comecei a estudar e pesquisar mais sobre o tratamento, seus efeitos colaterais, recomendações quanto aos hábitos de vida, alimentação, fatores de risco etc. Repeti todos os exames solicitados pelo médico em um laboratório em São Paulo e marquei minha consulta de retorno com a dra. Gilda.

Na consulta, contei tudo à minha médica. Confesso que ela se opôs no início e me alertou sobre muitas coisas. Mas quando falei que estava disposta a me tratar e sentia que era o momento, ela me apoiou. Deu-me algumas orientações, tirei algumas dúvidas e ela me solicitou que fizesse mais alguns exames extras (GTT, curva glicêmica, T4, TSH, PPF- 2 amostra e R. Mantoux para tuberculose). Ela disse que me acompanharia de perto durante todo o tratamento. Senti-me, assim, mais segura e confiante. Não estava em condições

O Processo de Cura 103

de rejeitar ajuda; sabia que precisaria do máximo de apoio, orientação, companhia e auxílio que pudesse ter.

A partir de então comecei a escrever este livro, que é a continuação do primeiro lançado em 2006, *Hepatite C: Minha História de Vida*, com o objetivo de dar prosseguimento na transmissão de informações tão necessárias aos portadores de HCV, seus familiares e amigos, e profissionais da área da saúde.

Dicas para Quem Vai Iniciar o Tratamento da Hepatite C

Com base em tudo que passei, posso afirmar que o melhor a fazer é:

- acredite e confie em Deus;
- informe-se lendo sobre a hepatite C e pegue informações em *sites* confiáveis;
- encare tudo de forma positiva, otimista e confiante;
- converse com pessoas que estão ou que já realizaram o tratamento; troque informações, mas saiba filtrá-las, retendo apenas aquilo que realmente poderá contribuir com a sua situação − prefira conversar com pessoas positivas e otimistas;
- prepare-se mental, clínica, física e psicologicamente;
- tome a decisão de iniciar o tratamento em conjunto com os profissionais que acompanham o seu caso e os seus familiares (pais, irmãos, marido etc.);
- procure começar o tratamento em um momento menos agitado da vida;
- faça alterações alimentares sob orientação de um nutricionista para fortalecer seu sistema imunológico e equilibrar a ingestão de vitaminas e minerais de forma adequada;
- leia com atenção as orientações nutricionais deste livro, mas sempre converse com seu nutricionista antes de fazer qualquer alteração na sua alimentação e suplementação nutricional;
- procure tomar as aplicações em um dia que possa descansar nos dias subsequentes, para que possa estar mais em casa quando os efeitos mais severos tendem a acontecer; perceba seu corpo e pense na sua rotina para decidir o melhor momento para as aplicações;
- procure tomar as aplicações o mais próximo do período noturno, para que os efeitos mais fortes do medicamento não interfiram tanto no seu dia;

104 Hepatite C – Eu Venci!

- sempre alterne o local das aplicações, para evitar irritação;
- preste atenção para tomar as aplicações e os comprimidos nos dias, horários e em quantidades corretas – algo muito importante para a eficácia do tratamento.

As primeiras aplicações de Interferon são as que mais senti em relação aos efeitos colaterais, por isso as mulheres não devem iniciar o tratamento se estiverem na semana pré-menstrual ou menstrual. Deixe que ela passe, e só inicie as aplicações na semana seguinte. Os efeitos colaterais do Interferon diminuem muito após os primeiros 30 dias; assim, quando chegar a próxima menstruação, o organismo já estará mais acostumado aos efeitos do medicamento e a semana será mais suportável. Iniciar o tratamento na semana da menstruação pode acarretar efeitos colaterais tão severos que podem comprometer a aderência da paciente, emocionalmente abalada, na continuidade do tratamento.

Resumi de forma prática e direta algumas dicas para quem vai iniciar o tratamento. Meu objetivo é fazer com que o paciente passe pelo tratamento da melhor forma possível e entre nele o mais preparado que puder.

- Vá ao dentista e ao oftalmologista; fale com esses profissionais a respeito do tratamento.
- Inicie sessões com uma psicóloga ou terapeuta de confiança.
- Não tome nada sem orientação da equipe multidisciplinar que cuida do seu caso (médico, enfermeiro, dermatologista, nutricionista etc.); a automedicação não é recomendada – mesmo os chás devem ser relatados ao médico e nutricionista, pois muitas ervas são hepatotóxicas.
- Converse com seu chefe e equipe de trabalho para que eles se preparem no caso de você precisar se ausentar em alguns momentos.

Os efeitos colaterais mais comuns e fortes associados ao Interferon usualmente diminuem depois dos primeiros meses de tratamento. Podem incluir febre, dor de cabeça, dores pelo corpo, fadiga, fraqueza, frio, dor muscular, dor nas juntas, náusea, perda de apetite, diarreia, alteração no paladar e perda de cabelo. Esses sintomas podem ser comuns durante todo o tratamento e não devem causar alarme. Cada indivíduo reage aos efeitos de forma e intensidade diferentes, por isso, se tiver qualquer pergunta ou problema com os efeitos colaterais ou com os medicamentos, consulte seu médico e nutricionista.

- Faça um corte de cabelo adequado para o caso de perder muito cabelo e hidrate-o bem antes de iniciar o tratamento para fortalecer os fios.

O Processo de Cura   105

- Comece a perceber seu corpo, e a observar o que lhe faz e o que não lhe faz bem; o que gosta e o que não gosta de fazer; verifique o que o incomoda, estressa e cansa mais.
- Faça uma lista sobre as coisas que você faz, mas não gosta (como eu mesma fiz, como você verá mais à frente, neste capítulo). Coisas simples ou não que o deixam triste, com raiva, incomodado, abatido, cansado ou deprimido – aquilo que fica no seu íntimo e só você sabe que não gosta de fazer. Neste momento, não tenha receio de falar *não gosto*! Pode acrescentar aquelas coisas que você não faz, mas que não gostaria de começar a fazer. Seja extremamente sincero e verdadeiro; não omita nada.

Dicas para Quem já Está em Tratamento

Para quem já está em tratamento, o melhor a fazer é:

- economize energia deixando de fazer o que você não gosta e "gaste" a sua energia fazendo o que você gosta – dentro de suas possibilidades, é claro;
- perceba e observe as reações e respostas do seu organismo; diminua o ritmo, se necessário. Será preciso, sim, diminuir o ritmo de algumas atividades rotineiras;
- se você pratica esportes, adeque seus treinos ao ritmo atual do seu corpo;
- respeite os limites que o seu organismo lhe impõe. A fadiga que você pode ter em razão do tratamento não é preguiça ou cansaço, é extremo cansaço;
- tome os medicamentos regularmente nos dias, quantidades e horários programados;
- peça para seus familiares mais próximos aprenderem a aplicar as ampolas de Interferon em você; não tenha receio nem vergonha de pedir ajuda;
- vá ao dentista fazer uma limpeza bucal a cada 2 ou 3 meses;
- evite ver, ouvir e fazer coisas que lhe proporcionem uma sensação de desconforto, medo, tristeza, apreensão, tensão e cansaço;
- procure continuar suas atividades normalmente, dando preferência para aquelas que lhe dão mais prazer e menos cansaço;
- hidrate-se muito para amenizar os efeitos colaterais dos medicamentos. Pelo menos 4 litros (16 copos) de água por dia. Água de coco também ajuda bastante, principalmente se você estiver com enjoo;

Hepatite C – Eu Venci!

- mantenha a mente ocupada com coisas boas, atividades interessantes, produtivas e positivas;
- deixe o nervosismo de lado; aprenda a respirar fundo e fuja das confusões e ambientes agitados;
- hidrate a pele com cremes refrescantes à base de aloe vera para diminuir seu ressecamento;
- tenha um colírio em mãos, caso precise, para hidratar os olhos. Converse com um oftalmologista para que ele o avalie corretamente;
- procure ter prazer na alimentação; converse com seu nutricionista sobre seus hábitos alimentares (preferências, alergias, aversões e intolerâncias);
- evite ficar em jejum prolongado; alimente-se de 3 em 3 horas;
- tenha uma alimentação diversificada, colorida, atrativa, de qualidade e saborosa;
- procure se alimentar várias vezes ao dia em pequenas quantidades;
- chá de hortelã auxilia a digestão;
- no caso de esquecer de tomar o medicamento, peça orientação ao seu médico e nunca aumente a dosagem por conta própria;
- não faça automedicação. Fale com seu médico;
- tenha em mãos o contato de um bom oftalmologista, enfermeiro, nutricionista, médico dermatologista, psicólogo e dentista em caso de necessidade;
- não deixe de viajar e passear – isso é essencial;
- no caso de viagens, não se esqueça de tomar a medicação corretamente. Preste atenção na armazenagem, transporte, quantidade, dias e horários. Leve uma carta do médico comprovando o tratamento e o pedido médico;
- procure deixar a ansiedade de lado e faça o acompanhamento médico corretamente, segundo as orientações da equipe médica;
- faça todos os exames solicitados periodicamente. Prefira realizar os exames 4 dias após a aplicação. Caso os faça logo em seguida da aplicação, eles tendem a ter valores de plaquetas, glóbulos vermelhos e brancos mais baixos;
- peça para seu médico para você realizar os exames de PCR e TMA na quarta e décima segunda semana do seu tratamento, e, dependendo do resultado, reavalie a conduta estabelecida;

O Processo de Cura 107

- evite dirigir, pois a concentração, o reflexo e a atenção ficam prejudicados;
- procure não ficar sozinho; tenha sempre a companhia de alguém agradável e de confiança;
- não force sua memória, nem a sua vista; a mente fica mais cansada e preguiçosa para trabalhar.

Existem recursos alimentares e fitoterápicos que podem auxiliá-lo a amenizar alguns efeitos colaterais dos medicamentos. Isso é importante para que você consiga manter o tratamento com as dosagens e a programação prescritas pelo médico, aumentando suas chances de sucesso (resposta positiva sustentada).

- mesmo após o término do tratamento, volte a realizar as suas atividades aos poucos, pois o seu organismo estará ainda bastante debilitado e estressado;
- procure ter paciência com você mesmo e com os outros;
- saiba que tudo vai passar; é apenas uma fase muito breve.

Dicas para Fortalecer o Organismo e Diminuir os Riscos de Ter Infecções Quando se Está Imunodeprimido

A seguir algumas recomendações que considero bem importantes:

- lavar as mãos com frequência;
- evitar exercícios na água de locais públicos (clubes, academias etc.) pelo risco de contaminação e infecção;
- fazer a higiene adequada dos alimentos, do corpo e das mãos;
- evitar comer na rua;
- evitar comer carnes e peixes crus;
- evitar contato com animais e doentes;
- cuidado com a contaminação de aparelhos de ar-condicionado, locais fechados, friagem, hospitais e cirurgias;
- alimentar-se adequadamente.

Evite:
- café, refrigerante, álcool, cigarro e sucos artificiais;
- leite e derivados (queijo, requeijão, leite em pó, creme de leite, leite condensado, ricota, *cream cheese*...);
- alimentos com glúten (trigo, centeio, cevada e malte);

108 Hepatite C – Eu Venci!

- açúcar e doces;
- adoçantes artificiais;
- alimentos com corantes, aromatizantes, metais pesados (esmalte, tintura de cabelo etc.), agrotóxicos etc.;
- alimentos industrializados;
- água com impurezas.

Consuma com frequência:

- grãos, cereais integrais e feijões (arroz, quinoa, milho, amaranto, lentilha, grão-de-bico, ervilha e feijões);
- repolho, agrião, brócolis, rúcula, mostarda, nabo e rabanete, couve, couve-flor, maçã, laranja e hortaliças verdes-escuras;
- castanhas e sementes (semente de abóbora, girassol, linhaça, gergelim, castanhas do Brasil, amêndoa, nozes, macadâmia, avelã, pistache...);
- cereais sem glúten: polvilho, tapioca, farinha de arroz integral, crispes de arroz, flocos de milho, farinha de quinoa, farinha de mandioca, de batata, amido de milho, fubá, araruta, quinoa em grão e em flocos, flocos de milho, crispes de arroz;
- frutas, verduras, legumes, azeite, inhame, mandioca, batata-doce, mandioquinha e água de coco;
- temperos e ervas naturais como alho, cúrcuma, açafrão, alecrim, hortelã, gengibre, cebola, erva-doce etc.;
- broto de feijão, peixes (sardinha, saint peter, truta, salmão etc.);
- tofu, missô e shoyo sem glutamato monossódico;
- óleos de canola ou arroz;
- óleos essenciais de macadâmia, gergelim, nozes, linhaça dourada e semente de abóbora;
- água devidamente filtrada e purificada.

Faça uma avaliação com seu médico e nutricionista para que a sua alimentação seja de acordo com o seu caso, pois cada organismo tem a sua individualidade bioquímica e sensibilidade (como descrevi com mais detalhes no Capítulo 4).

Estratégia Psicológica

Relato a seguir uma sugestão da psicoterapeuta dra. Sandra Lea Zitune, que também já passou pelo tratamento contra a hepatite C. Ela sugeriu que, an-

O Processo de Cura   109

tes de iniciar o tratamento, eu fizesse duas listas. A primeira relatando ações que eu não gosto nem gostaria de fazer. Coisas que me incomodam, causam desconforto, tristeza, depressão, ansiedade, cansaço, desânimo, abatimento ou que simplesmente não me dão prazer algum.

A segunda listando ações que eu gosto e gostaria de fazer. Coisas que faço e das quais gosto e coisas que não faço, mas gostaria de fazer. Ações que me deixam bem, feliz, animada, para cima, que me dão prazer.

Estas listas deveriam ser levadas em conta durante todo o tratamento para que a minha qualidade de vida pudesse ser a melhor possível. Foi uma estratégia muito interessante, que me ajudou bastante durante esse processo.

O que não gosto nem gostaria de fazer:

- dormir tarde;
- não comer quando estou com fome;
- comer sem fome. Sentir-me cheia, estufada e com indigestão;
- ter de arrumar a cozinha após o jantar;
- não comer o que estou com vontade;
- ir a um restaurante que não tem nada de que eu goste ou possa comer;
- ver filmes de violência, terror, suspense e/ou com histórias desinteressantes;
- receber visitas em casa tarde da noite;
- tomar banho com o chuveiro de casa que demora para esquentar e é difícil de regular;
- tomar banho tarde da noite;
- jantar tarde;
- dormir de barriga cheia;
- comer e deitar;
- fazer faxina, passar, lavar e guardar as roupas;
- ficar longe da família;
- ter de ficar em casa em um dia de sol lindo;
- dormir à tarde. Sentir-me improdutiva, sem nada para fazer;
- ver TV em casa durante o dia;
- ter algum evento social chato tarde da noite;
- ficar esperando;
- chegar atrasada;
- pegar trânsito tanto dirigindo como sendo passageira;
- passar frio;

Hepatite C – Eu Venci!

- dia chuvoso;
- ter de ir ao Ceasa comprar melancia, abacaxi, coco e caixas de outras frutas sozinha, sem minha mãe;
- ter empregada transitando em casa e fazendo barulho;
- usar roupa apertada;
- barulho, iluminação e agitação na hora de dormir;
- ir à podóloga;
- fazer depilação.

O que gosto e o que gostaria de fazer:

- viajar, conhecer lugares novos, passear;
- ir à igreja;
- estar perto de Deus, no centro da sua vontade;
- estudar a bíblia com meu marido;
- dormir cedo com meu marido;
- comer bem, na hora que estou com fome e o que tenho vontade;
- conviver com minha família;
- nadar e fazer *spinning* (bicicleta);
- andar e praticar ioga;
- tomar sol e sentir o calor no corpo enquanto ando na praia;
- produzir, estudar, aprender e escrever;
- fazer minhas atividades perto de casa, sem ter de pegar trânsito;
- se possível, fazer minhas coisas a pé sem ter de pegar carro;
- comer as frutas de que mais gosto (melancia, abacaxi, caqui e manga);
- dar risada;
- sair para jantar ou almoçar em um local agradável que tenha comida boa, e em um horário adequado;
- chegar no horário e não ter de esperar;
- ir à feira do Ceasa;
- ir ao cinema com meu marido para ver um filme bom e comer um saco de pipoca quentinha e crocante;
- cozinhar o que estou com vontade, quando estou com vontade;
- assistir ao jogo do Corinthians e o timão ganhar;
- conversar com meus familiares e ter a companhia deles, sempre;
- tomar água de coco bem fresquinha;
- ir à praia quando o tempo está bom, pisar na areia, nadar no mar e surfar com meu marido;

- ter tempo para cuidar da casa, do meu marido e de mim;
- ter coisas legais para fazer no final de semana;
- fazer as coisas que tinha programado fazer;
- água quente;
- dar risada com filmes e programas engraçados;
- viver em família e em paz.

Descobertas Pós-Medicação

Durante os 6 meses que tomei Interferon Peguilado (PegIntron) e Ribavirina, tive inúmeros efeitos colaterais, inclusive alguns me acompanharam durante todo o tratamento. Neste período, tive diarreia; febre; dores de cabeça e pelo corpo; coceira; gosto salgado, amargo e metálico na boca; rouquidão; cansaço físico e mental; mal-estar geral; falta de concentração, visão prejudicada; queda de cabelo; indigestibilidade; dor de estômago; boca seca; irritação, entre outros que você vai observar no Capítulo 6, a seguir. Foi muito difícil e desgastante lidar com esses efeitos todos. Tive de ter muita paciência e auxílio de profissionais da saúde e da minha família. Sentia-me limitada e dependente, além de ter vários incômodos e agressões químicas em meu próprio organismo. Além disso, não pude me exercitar como gostaria. Privei-me de nadar e ir à academia. Não me sentia em condições, não tinha energia para gastar e precisava me poupar. Senti muita falta de poder fazer coisas que estava acostumada e que gostava muito. Nas relações com meu esposo tivemos que nos prevenir, pois não é indicada a geração de filhos durante o tratamento com medicação e no processo de acompanhamento (como visto no Capítulo 1, em mais detalhes).

Sabia que o tratamento por meio da medicação, apesar de ser para o meu bem, estava causando prejuízos no meu corpo, principalmente no fígado, rins, estômago e intestino. Estava me intoxicando, sobrecarregando meus órgãos e tecidos – por isso, antes mesmo de acabar o período da medicação, eu já havia planejado algumas condutas para auxiliar a desintoxicação e acelerar o processo de limpeza do meu corpo.

No final do tratamento, na 22ª semana, já estava ansiosa para saber quais sintomas desapareceriam imediatamente após a parada com os medicamentos e quais levariam algum tempo para sumir. Ficava imaginando como seria não sentir mais esses desconfortos todos, pois estavam fazendo parte da minha

112   Hepatite C – Eu Venci!

vida já há algum tempo. Infelizmente parecia que os efeitos haviam se incorporado à minha rotina, e eu já tinha me acostumado com algumas sensações muito ruins.

Na 24ª semana, dia 11 de novembro de 2008, fiz o PCR-qualitativo e, graças a Deus, mais uma vez o resultado foi negativo. Tive a confirmação de que a primeira etapa do tratamento tinha sido um sucesso. Agora precisava aguardar mais 6 meses para repetir os exames, pois, segundo o protocolo do tratamento, o médico deve esperar esse período para confirmar a resposta positiva sustentada no tratamento. Como você poderá ver no Anexo Um, existe a possibilidade de replicação do vírus HCV; nesse caso, o organismo responde ao medicamento durante o tratamento e o paciente obtém o PCR negativo, mas, depois de 6 meses do término do tratamento, o vírus volta a se multiplicar e o resultado positivo é detectado. Quando isso ocorre, o paciente é considerado replicante e precisa fazer o tratamento novamente para obter a resposta positiva sustentada.

No dia 13 de novembro, fui para a Unesp de Botucatu para fazer todos os exames e para me consultar com o dr. Giovanni Silva e com a psicóloga Danusa Machado. Fiz os exames todos em jejum, peguei os resultados e passei nas consultas. A hemoglobina caiu, piorando o quadro de anemia, as plaquetas e os glóbulos brancos diminuíram, prejudicando o sistema imunológico e a cicatrização. Apesar dos resultados, meu tratamento foi considerado um sucesso, pois o PCR, graças a Deus, deu NEGATIVO NOVAMENTE!!!

Após o início da medicação, todos os PCRs feitos deram negativos e creio que assim permanecerá para sempre.

A avaliação da psicóloga foi boa. Segundo ela, o tratamento afetou muito minha parte física e clínica, mas, em razão do suporte emocional que tenho e a fé em Deus, fiquei forte psicológica e emocionalmente. Já o dr. Giovanni me orientou a seguir a vida normalmente, mantendo a atenção com a alimentação, sono, descanso e exercícios. Segundo o procedimento, teria de retornar a Botucatu depois de 3 meses e após 6 meses para repetir os exames. Esses exames precisam manter a resposta positiva sustentada para que eu seja considerada curada do HCV e para que o tratamento, então, entre nas estatísticas como um sucesso completo.

Logo na primeira semana após a parada com os medicamentos, já pude sentir alguns alívios. Mesmo que sutilmente, vários desconfortos foram amenizados. A boca seca, amarga e salgada melhorou um pouco; o cansaço e as dores no corpo diminuíram e o estado febril foi amenizado. A minha concentração

O Processo de Cura   113

foi se restabelecendo; o estômago e o intestino foram se fortalecendo; e a pele, as unhas e os tecidos ficaram menos sensíveis. A queda de cabelo continuou intensa e a minha voz se manteve rouca e cansada.

A sede continuava intensa – eu ainda estava desidratada. A boca ficava com gosto metálico e amargo e as axilas ainda estavam irritadas. Às vezes sinto uma leve sensação ruim pelo corpo, como se eu estivesse gripada. Sentia um pouco de dor interna nas costas e peito. Continuava me cansando mais do que o habitual, por isso fui voltando às atividades aos poucos.

Quase um mês após o término do tratamento, já estava me sentindo bem melhor. A voz estava voltando ao normal; o gosto na boca era quase imperceptível; a rigidez do corpo melhorou; já conseguia nadar sem me sentir enjoada; já voltei a frequentar a academia; o estômago, o intestino e os rins estavam menos sensíveis; a coceira nas axilas estava melhorando aos poucos; o cabelo continuou caindo bastante; a concentração melhorou; as unhas estavam mais fortes; a pele continuava seca; ainda sentia muita sede, como se estivesse desidratada. As dores no corpo, porém, passaram; a dor no peito diminuiu muito e minha vida sexual estava sendo retomada. Foi ótimo sentir todas essas melhoras; cada efeito que ia embora era uma grande conquista e uma sensação maravilhosa de liberdade. Como é bom sermos saudáveis e nos sentirmos bem!

O que tem persistido de forma intensa é a queda de cabelo, o intestino solto e a coceira nas axilas. Mas estou tranquila, pois confio em Deus e sei que Ele está no controle de tudo.

"Se for homem de bem, nem um de seus cabelos cairá em terra..."
I Reis 1:52

"E até mesmo os cabelos da vossa cabeça estão contados."
Mateus 10:30

Quase um mês após parar de tomar a medicação já estava levando uma vida normal. Dirigia meu automóvel normalmente, cumprindo meus compromissos profissionais e fazendo exercícios. Porém, descobri de uma forma nada agradável que deveria ir com mais calma: estava dirigindo tranquilamente e, de repente – não sei bem o que aconteceu, parece que tive um branco –, bati meu carro em um outro veículo parado. Dei com minha cabeça na direção e

114 Hepatite C – Eu Venci!

fui levada ao hospital. Lá, fiz vários exames e, felizmente, recebi alta no mesmo dia. Depois disso, fiquei um bom tempo sem carro, sem dirigir e com um hematoma significativo no rosto.

Como meu sistema imunológico estava debilitado por causa da doença e do tratamento medicamentoso, a micose das unhas piorou, apareceu micose nas minhas axilas (coçava muito), meu cabelo não parava de cair, o intestino continuava desregulado e provavelmente estava com candidíase. Tive de fazer um tratamento mais sério para tentar acabar com os fungos e com a candidíase que se instalaram durante o processo de queda das defesas do meu organismo.

Sentia-me seca por dentro para dar atenção, carinho e amor às pessoas que estavam perto de mim. Estava precisando receber, mas tinha dificuldades em dar. Minha energia e atenção estavam voltadas para o trabalho, para minha condição física e psicológica; era uma questão de sobrevivência cuidar de mim mesma. A parte emocional ficou um pouco adormecida. Foram tantos sofrimentos, dores, incômodos, agressões ao meu físico que era difícil ser amável, delicada, simpática e atenciosa com as pessoas na maior parte do tempo. Durante o período de medicação, era minha mãe quem dirigia para mim, diante da minha impossibilidade de pegar o carro, e eu era extremamente impaciente com ela – tendo sido muitas vezes mal educada e agressiva, mas ela sempre me tratou com amor, carinho e paciência.

Três meses após o final do período com a medicação os efeitos colaterais passaram quase completamente: os cabelos estavam mais fortes e a coceira nas axilas diminuíra bastante. Muitas pessoas me elogiaram, dizendo que parecia bem mais saudável. Minha cor, fisionomia, aparência e até a minha voz estavam mudadas – e para melhor. Não tinha voltado a ter a mesma disposição e energia de sempre, mas ficava menos cansada e dolorida do que antes do tratamento.

No período de 6 meses após o tratamento medicamentoso, passei a cuidar do restabelecimento do meu sistema imunológico e do meu organismo como um todo, pois algumas doenças oportunistas surgiram em razão da fragilidade em que meu corpo se encontrava. Fiz os exames de rotina periodicamente, mas também alguns exames extras, como a densitometria óssea e raios-x da arcada dentária. Para minha surpresa, imagine, foi detectado que tive uma grande reabsorção óssea nos dentes, fêmur e coluna recentemente.

O negócio foi começar um trabalho de restabelecimento de massa óssea por meio de alimentação, suplementação e exercícios físicos, principalmente musculação e caminhada ao sol.

O Processo de Cura   115

Comecei a perceber também que vários sabores, cheiros e sensações me lembravam o tratamento. Eu associei os gostos de alguns alimentos e cheiros, a sensação de frio, dia chuvoso, nublado com lembranças do período de tratamento, em que passei em um clima de outono e inverno. Por isso, quando o dia está com o clima nublado e chuvoso, volto meu pensamento ao tratamento. Em relação aos alimentos, quando sinto o gosto ou o cheiro de muitos que consumi em grande quantidade nesses meses, não tem jeito... lembro de muitas sensações relacionadas aos efeitos colaterais dos medicamentos. Às vezes isso é ruim, pois algumas sensações não são boas, e por isso não consigo comer alguns alimentos, sentindo-me um pouco enjoada e sem vontade. Acredito que isso seja uma fase e vai passar.

Durante os meses de acompanhamento em que esperei o prazo para realizar novamente os PCRs, sabia que conquistaria mais uma vez resultados negativos. Não tinha dúvidas quanto ao sucesso completo do tratamento e da vitória de Deus em minha vida. Por isso, nesse período me preocupei em realizar uma conduta alimentar e nutricional de desintoxicação e fortalecimento do sistema imunológico, buscando a limpeza e o restabelecimento do meu corpo. Com o auxílio de profissionais da saúde e com os conhecimentos obtidos por mim por meio da graduação e da pós-graduação em Nutrição Clínica Funcional pude obter ótimos resultados.

Após esse período de acompanhamento (6 meses após o término do tratamento medicamentoso), a resposta positiva negativa sustentada se confirmou em todos os exames de PCR-RNA HCV que fiz (4ª, 12ª, 16ª e 24ª semanas). Além disso, os resultados dos exames das enzimas hepáticas (TGO, TGP, GGT) e hemograma estavam normalizados. Segundo o dr. Giovanni, a partir de agora devo realizar exames anuais para monitorar a situação do fígado, nos 5 primeiros anos. A chance de o vírus recidivar após a cura (resposta virológica sustentada) é menor que 1%. Cada resultado negativo será muito comemorado!

Já estamos em 2010 e todos os meus exames de PCR-RNA HCV Quantitativo continuam e continuarão dando "indetectável"!!!

Deus Faz a Diferença

A criação que tive baseada na fé em Cristo e o conhecimento da palavra de Deus foram essenciais nesse momento da minha vida. Saber que tenho um amigo, companheiro, pai, Senhor que é dono de tudo, que governa sobre tudo

116 Hepatite C – Eu Venci!

e que tem controle sobre tudo, ajudou-me a enfrentar esse período com paz e equilíbrio, principalmente nas horas mais difíceis.

Durante todo este tempo, li muito a palavra de Deus. O versículo com o qual mais me identifiquei foi:

> "E sabemos que todas as coisas cooperam para o bem daqueles que amam a Deus"
>
> Rom 8:28.

Sempre tive certeza de que Deus estava comigo, independentemente das circunstâncias. Sabia que Ele estava cuidando de mim, me carregando no colo e sustentando. Pude sentir isso de uma forma tão real e palpável, que, às vezes, parecia que "tocaria" em Deus.

Isso fez com que eu não tivesse medo, nem receio do que vinha pela frente. Deus é quem me deu força, segurança e coragem para enfrentar todas as dificuldades. Ele me carregou no colo literalmente!

Nos momentos tão difíceis pelos quais passei, sabia que Deus não me desapontaria e louvo a Ele por tudo. Sou privilegiada por ser filha de um Deus amoroso, zeloso, cuidadoso, único, verdadeiro, fiel, soberano, justo, tremendo, eterno, onipresente, onipotente e onisciente. Preciso dizer mais alguma coisa?

Não tive medo de nada, não me senti só em nenhum momento. Agradeço a Deus por tudo. Entrego todas as coisas nas mãos Dele e espero Nele!

ESPERANÇA, FÉ, FUTURO, CONFIANÇA, AMOR, CUIDADO, CARINHO, CORAGEM... Essas palavras resumem os "longos" meses em que passei pelo tratamento. Mas última palavra é VITÓRIA!

Capítulo Seis

Diário de Minha Luta Vitoriosa

Período Pré-Tratamento

Um mês antes da data em que estava marcado o início do meu tratamento, viajei com minha família para a Europa. Passeei por Londres, Paris e fui até Porto visitar minha tia Mônica. Aproveitamos a oportunidade para passarmos por consulta com uma excelente médica, dona da clínica em que minha tia trabalha.

Passei por consulta com a dra. Cristina Sales, médica conhecida mundialmente por seu trabalho na área de medicina funcional. No meu caso, após relatar a ela minha história clínica, sintomas e sinais, fui recomendada a fazer alguns exames. Os exames só eram feitos no dia seguinte, por isso tivemos de mudar a data da volta ao Brasil. No dia seguinte, fiz os testes de termografia, intolerância alimentar e disbiose.

A termografia é um exame recente que registra as variações da temperatura corporal em imagens coloridas até uma profundidade de 4 cm. Não é invasivo, é indolor e não emite radiação alguma. A interpretação das diferenças de temperaturas nas zonas reflexas específicas deste método possibilita fazer o diagnóstico de algumas alterações de órgãos internos que não estão diretamente acessíveis ao termograma da superfície corporal. Ele pode detectar alterações suspeitas na estrutura dos órgãos alguns anos antes de serem visíveis pelos outros métodos de diagnóstico de imagem.

O exame de intolerância alimentar identifica a incapacidade do organismo em saber lidar com alguns alimentos por meio de reações retardadas que

118 Hepatite C – Eu Venci!

ocorrem no organismo em razão da sua ingestão. O resultado é pessoal, e o plano alimentar estabelecido é totalmente individual, baseado na bioquímica de cada organismo. O objetivo é que, por meio do plano alimentar, o indivíduo alcance a vitalidade positiva, a saúde plena.

O teste de disbiose intestinal avançada é feito a partir das fezes e analisa quantitativa e qualitativamente o número de bactérias e fungos da flora intestinal. Existem bactérias que são protetoras do trato gastrointestinal, como é o caso dos lactobacilos e das bifidobactérias. Mas se essas bactérias estiverem em desequilíbrio, há também um desequilíbrio da flora intestinal, que gera diversos sintomas e propicia o crescimento de bactérias maléficas.

Durante a consulta, a dra. Cristina Sales nos falou sobre um tratamento para HCV com células dendríticas que estava sendo realizado na Alemanha. Era algo novo que tinha à frente o dr. Robert Gorter, médico alemão seu amigo. Ela nos recomendou que quando chegássemos ao Brasil entrássemos em contato com o dr. Robert Gorter por *e-mail*, para obter mais informações.

Voltamos para o Brasil com esperanças de haver outra possibilidade de tratamento, menos agressivo, mais eficiente e mais curto. Formulamos algumas perguntas e escrevemos um *e-mail* para o dr. Gorter. Ficamos duas semanas aguardando o seu contato. Até adiei nesse período o início do tratamento para esperar por sua resposta. Quando chegou, ficamos mais esperançosos, pois, apesar de o tratamento ser caro, não havia efeitos colaterais e os resultados pareciam promissores. Segundo o dr. Gorter, o tratamento está sendo realizado há 8 anos e consiste em 6 aplicações de células dendríticas durante um período de 6 meses, uma aplicação por mês (o paciente precisa ficar pelo menos uma semana por mês em Colônia, na Alemanha para se tratar), mais duas aplicações de *adult mesenchymal stem cells*, células-tronco ultraeficientes, pois podem se diferenciar em outros tecidos, podendo assim reparar as células hepáticas. Até agora não foi verificado nenhum efeito colateral e ele já tem tratado com êxito muitos portadores de HCV, cirróticos e pessoas que de forma geral estão com as suas funções hepáticas debilitadas. Os resultados alcançados são a diminuição significativa da carga viral, o controle na replicação do vírus e as funções hepáticas são amplamente restabelecidas.

Conversei com meu marido e com a minha família, e, como este tratamento ainda não oferece a possibilidade de cura, decidimos continuar com os planos anteriores, em que as chances de cura eram grandes, apesar de todo o processo ser extremamente difícil. Teria de fazer o tratamento com Interferon e Ribavirina. O tratamento estava marcado para começar dia 29 de maio. Pensei: "Vou enfrentar!"

Os dias que antecederam ao início do tratamento foram calmos. Apesar de ter várias dúvidas sobre como seria o processo, estava em paz. Deus não permitiu que eu tivesse nada extra para fazer, nada que me sobrecarregasse. Ele me fechou parcialmente várias oportunidades de trabalho e me deu tempo para me dedicar aos meus estudos sobre a hepatite C e sobre a nutrição funcional.

Sabia que Deus estava no controle, mas, mesmo assim, sugiram vários momentos conflitantes, em que eu me pegava envolta em vários questionamentos. Minhas principais dúvidas eram: Como será a sensação das aplicações? Conseguirei autoaplicá-las? Conseguirei ter uma rotina normal? Como reagirá meu organismo? Poderei manter meus hábitos de exercícios? Vou me alimentar normalmente? Essas eram dúvidas que não poderiam ser respondidas no momento, mas nem por isso deixavam de existir. Desde pequena me tratei com homeopatia e fitoterapia; nunca havia tomado medicamentos antes. Sou nutricionista funcional, vegetariana não restrita (como peixes e ovos), adepta dos alimentos orgânicos e tenho aversão a substâncias químicas entrando no meu corpo.

Vocês conseguem entender como esse tratamento parecia agressivo para mim?

Muitas vezes me sentia sozinha e ansiosa, mas isso logo passava. Nesses momentos, corria para a palavra de Deus, que me confortava e me dava forças para enfrentar tudo. Tive também muito apoio do meu esposo, familiares, profissionais da saúde e ainda pude contar com amigos maravilhosos.

Deus falava comigo de várias formas. Um dia estava me sentido só, então abri a Bíblia e Deus me levou até a Daniel 3:8 a 30. Quando li a passagem bíblica, tive a certeza de que entraria na fornalha, mas Deus estaria comigo e nem um fio de cabelo meu seria queimado se Ele não permitisse.

> "O justo se alegrará no Senhor, e confiará nele, e todos os retos de coração se gloriarão."
>
> Salmo 64:10

Minha Luta Dia a Dia

Dia 29 de maio de 2008

Hoje fui a Botucatu com minha mãe e meu esposo. Saímos bem cedo, ainda nem havia amanhecido em São Paulo. Fomos cheios de esperança e confiança.

Chegamos lá às 7h30 – foram 2h30 de viagem. Fomos muito bem atendidos por toda a equipe médica da Unesp. Primeiro passei em consulta com as nutricionistas, dra. Bruna Portella e dra. Daniela Biagioni, muito amáveis. Elas fizeram o meu recordatório alimentar, me pesaram e fizeram a bioimpedância (exame que mede a taxa de massa magra, massa gorda, água, taxa metabólica basal, IMC, massa extra e intracelular). Orientaram-me quanto à alimentação e suplementação, pois, apesar de também ser nutricionista, tenho consciência de ninguém sabe tudo e sempre há algo a aprender. O interessante é que elas me recomendaram algo muito parecido com o que eu já vinha seguindo sob a orientação da nutricionista dra. Denise Carreiro.

Depois passei em consulta com a psicóloga, dra. Danusa Machado – uma graça de pessoa, superatenciosa e amorosa. Ela conversou primeiramente com nós três juntos – meu marido, minha mãe e eu – e depois fiquei a sós com ela para conversarmos e para eu responder a um questionário referente à sua tese de mestrado (que era justamente sobre a identificação da qualidade de vida de pacientes em tratamento de HCV).

Por último, fui orientada pela enfermeira Mari Nilce, superativa e dinâmica, e pelo dr. Giovanni Faria Silva, médico chefe do departamento – sereno, calmo e muito competente. Eles me deram as guias dos exames que devo realizar no primeiro mês de tratamento, além das receitas dos medicamentos (PEG-INTRON conhecido em geral como PegInterferon alfa-2-b e Ribavirina), ensinando como, quanto e quando tomar, e alguns esclarecimentos referentes aos possíveis efeitos colaterais durante o processo.

Terei de fazer um hemograma completo 15 dias após o início do tratamento e, na 4ª semana, devo voltar a Botucatu para fazer o PCR quantitativo e uma série de outros exames complementares. Posso fazer esses exames em São Paulo e apenas levar o resultado no dia 26 de junho, a data marcada para o retorno.

Quanto aos remédios, a Ribavirina deve ser tomada todos os dias. São 2 comprimidos, 2 vezes por dia, após o café da manhã e após o jantar. A injeção de Interferon deve ser tomada 1 vez por semana, sempre no mesmo dia da semana e no mesmo horário. A quantidade a ser injetada deve ser medida de acordo com o meu peso no dia e momento da aplicação. Preciso me pesar e verificar em uma tabela a quantidade a ser usada por mim neste dia, de acordo com meu peso atual.

Após as explicações todas, fomos até a farmácia do departamento, pegamos os medicamentos e o farmacêutico nos ensinou como e onde fazer as aplicações. Trouxemos o Interferon PegIntron em uma pequena geladeira de isopor com gelo que levamos para poder trazê-lo com a refrigeração adequada na viagem de volta. A Ribavirina veio em uma bolsa térmica, mas não havia necessidade disto.

Voltamos ainda mais confiantes e corajosos. Eu, particularmente, estava feliz de poder enfrentar logo isso tudo. Sei que Deus estará conosco.

> "Porque tu tens sido o meu auxílio; então, à sombra de tuas asas me regozijarei."
>
> Salmo 63:7

Dia 1º de junho de 2008 – domingo – Início do tratamento

Hoje foi um dia abençoado. Almocei com a minha família, oramos juntos na casa dos meus pais e fomos ao culto da Igreja Batista Palavra Viva, onde congregamos. Teve a ceia do Senhor e foi uma grande bênção. Tomei a Ribavirina pela primeira vez junto com o jantar – na verdade estava comendo caqui, era época e eu gosto muito desta fruta; tinha de aproveitar. Um pouco antes de ir deitar, às 22:00, tomei a 1ª dose do PegIntron. Eu e o Wueislly seguimos toda a orientação da bula e do farmacêutico. Deixamos o medicamento, que estava guardado na geladeira, para fora por um período para ficar em temperatura ambiente, me pesei (40,5 kg), verifiquei a quantidade a ser injetada segundo a tabela (0,38 ml), limpamos o local de aplicação (minha coxa direita) com um algodão embebido em álcool e preparamos a injeção. O Wueislly segurou o pequeno frasco de PegIntron e eu quebrei a parte de cima dele. Estávamos com medo de quebrar no local errado e o líquido se perder. O Wueislly puxou o conteúdo com a seringa e injetou em outro frasco para diluí-lo em um pó branco. Depois puxou os 0,38 ml, tomando cuidado para não formar bolhas na seringa (todas as instruções estão na bula). Fiquei em pé, deixei a perna relaxada, puxamos a pele e ele injetou o conteúdo. Confesso que achei que seria pior; o Wueislly foi muito cuidadoso e rápido. Não olhei para baixo, apenas confiei em Deus e no meu marido. Segu-

122   Hepatite C – Eu Venci!

ramos um algodão no local por um minuto para estancar o sangue. Foi a 1ª dose! Depois, lemos a bíblia juntos, oramos e dormimos em paz.

> "Na angústia invoquei ao Senhor, e clamei ao meu Deus; desde o seu templo ouviu a minha voz, aos seus ouvidos chegou o meu clamor perante a sua face."
>
> Salmo 18:6

Dia 2 de junho de 2008 – segunda-feira

Acordei bem, tive uma noite tranquila. Fiquei o dia todo em casa. Escolhi tomar o medicamento aos domingos à noite sabendo que poderia descansar durante a semana. Passei a manhã muito bem, mas, a partir do meio-dia, comecei a sentir dores pelo corpo, dor de cabeça e frio interno. Sentia dores intensas principalmente nas minhas pernas, nádegas, costas e cabeça. Parecia que tinha levado uma surra. Procurei tomar chá e água em grande quantidade o tempo todo e me alimentar bem. Além disso, durante todo o dia recebi o apoio, atenção e carinho dos meus familiares. Recebi ligações do meu marido, pai, irmã e da tia Deyse, e minha mãe ficou um pouco em casa comigo. À noite as coisas pioraram um pouco. Tive febre, muita dor de cabeça, dores musculares e ânsia de vômito. Consegui tomar uma sopa e fui deitar cedo. Durante a noite, os sintomas se mantiveram intensos e minha boca ficou muito seca. Tomei água a noite toda, mas só podia dar pequenos goles e bem devagar, por causa da ânsia que sentia. O que mais me incomodou foi a dor de cabeça, que era muito intensa e profunda – precisei dormir com um pano úmido na testa a noite toda para aliviar a dor.

Realmente a primeira aplicação a gente nunca esquece!!! Graças a Deus que isso é passageiro e cada minuto que vai ficando para trás é uma vitória para mim.

> "Deus é o que me cinge de força e aperfeiçoa o meu caminho."
>
> Salmo 18:32

Dia 3 de junho de 2008 – terça-feira

Hoje acordei sem energia, com muita dor de cabeça e cansaço. As dores musculares pelo corpo melhoraram e a febre baixou. A ânsia e o frio por dentro estão bem mais leves.

Procurei me alimentar de duas em duas horas, pois não conseguia comer grandes quantidades. Confesso que não consegui comer nada de sal durante todo o dia; somente alimentos doces como frutas, leite de cereais e curau feito pela minha mãe. À noite comi uma salada com o Wueislly antes de dormir.

Estou tomando bastante líquido, pois ajuda a amenizar um pouco os efeitos colaterais dos medicamentos. Minha mãe comprou água de coco, que é excelente para a hidratação do organismo.

O mais difícil para mim tem sido arrumar o que fazer em casa, pois dormi bem à noite e não fiquei com sono durante o dia. Além disso, assistir à TV, usar o computador ou ler forçam minha vista, e a minha dor de cabeça, que já está intensa, aumenta ainda mais. Eu me revezo entre o sofá, a cozinha, a TV, o computador, a cama e o banheiro, tentando ocupar meu tempo.

O que me deixa feliz é que isso vai passar; acredito que seja uma adaptação do meu organismo aos medicamentos. Talvez este mês seja o mais difícil, principalmente nos dias após a aplicação. Mas durante a sequência do tratamento, espero que as coisas melhorem bastante. O que coloquei na minha cabeça é que preciso fazer a minha parte para que tudo corra bem.

Por enquanto a minha parte é tomar os remédios nos horários e da maneira correta, descansar, alimentar-me bem, confiar em Deus, pensar positivo e seguir em frente. Dou graças a Deus por tudo.

> "Uns confiam em carros e outros em cavalos, mas nós faremos menção do nome do Senhor, nosso Deus."
>
> Salmo 20:7

Dia 4 de junho de 2008 – quarta-feira

Esta noite foi a pior. Senti dores mais intensas pelo corpo, um constante frio interno, além da dor de cabeça que se manteve moderada. Levantei várias vezes para ir ao banheiro e toda vez que levantava bebia água de coco da jarra que o Wueislly deixou ao lado da cama. Acordei com menos energia que nos outros dias, mas procurei não me abater nem desanimar. Não vou "baixar a guarda", vou seguir em frente.

Minha mãe ficou comigo e recebi a visita da Cris, uma amiga muito especial que Deus colocou ao meu lado neste momento da minha vida. Após o almoço, me senti bem melhor. A dor de cabeça passou e fiquei com um pouco mais de energia, mas não quis abusar. Guardei minhas forças para torcer pelo

Hepatite C – Eu Venci!

Corinthians, que estava disputando a primeira partida da final da Copa do Brasil de 2008. Valeu a pena, pois pude comemorar os 3 gols do meu time do coração (Corinthians 3 x 1 Sport do Recife). Fui dormir ainda com dores pelo corpo, dor no joelho e estava tão dolorida que parecia que tinha participado de um Campeonato de Ironman (pelo menos imagino que seja assim que os atletas se sintam, pois nunca participei de algo com este nível de dificuldade). Dou graças a Deus por tudo!

> "Ainda que eu andasse pelo vale da sombra da morte, não temeria mal algum, porque tu estás comigo; a tua vara e o teu cajado me consolam."
>
> Salmo 23:4

Dia 5 de junho de 2008 – quinta-feira

A noite passada foi a mais tranquila. Tive um pouco de enjoo, as dores no corpo diminuíram um pouco e fiquei com um gosto estranho na boca. Mesmo após o café da manhã o gosto amargo persistiu. Isso foi ruim, pois me tirou um pouco o apetite e me deu náuseas. Tive muita sede o dia todo, minha garganta ficou queimando, minha boca estava salgada demais e, mesmo bebendo bastante líquido, essa sensação não passou o dia todo. Além disso, meu intestino ficou estranho. Fui várias vezes ao banheiro, tive algum desconforto intestinal, como empachamento, intestino solto e gases. Meu estômago doeu um pouco.

O lado bom é que hoje fiquei mais disposta. Fiz compras de manhã e à tarde dei uma volta no parque com minha mãe e minha tia. Estou aprendendo a perceber aquilo que o meu corpo me permite fazer, conhecendo os meus limites, priorizando o que me dá mais prazer. Espero que a partir de amanhã as coisas melhorem bastante. Espero em Deus!

> "O Senhor é o meu rochedo e o meu lugar forte, e o meu libertador; o meu escudo, a força da minha salvação, e o meu alto refúgio."
>
> Salmo 18:2

Dia 6 de junho de 2008 – sexta-feira

Hoje minha boca ficou extremamente salgada, amarga, por isso a sede foi constante e só melhorou um pouco quando chupei gelo. Outra coisa que observei é que meu raciocínio está mais lento; estou com problemas para me concentrar. Tenho tido alguma dificuldade para formular uma frase, não lembro de algumas palavras para expressar meu raciocínio. Ao assistir a um filme, senti dificuldade para prestar atenção na trama e ler a legenda. Outra coisa que percebi é que algum tempo (1h30) após eu tomar a Ribavirina, começo a sentir dor no estômago e aumentam os gases. O meu intestino ficou um pouco mais solto que ontem. Vamos ver nos próximos dias e aplicações como vou reagir. Glória a Deus por tudo!

> "O Caminho de Deus é perfeito; é um escudo para todos os que Nele confiam."
>
> Salmo 18:30

Dia 7 de junho de 2008 – sábado

Passei o dia bem. A única coisa que tenho para relatar é que meu corpo continuou levemente dolorido, tive menos gases e o meu intestino está melhor. Ah! Hoje aconteceu algo importante. Na hora do almoço, tomei a Ribavirina sem querer, pois o certo é tomar no café da manhã e no jantar. Confundi-me por causa dos outros vários suplementos que tenho de tomar durante todo o dia, nas diferentes refeições. Só percebi o erro, porque comecei a ter as mesmas reações de gases e dores no estômago logo após o almoço. Sabia que essas sensações eu só tinha de manhã e à noite; achei estranho o que estava sentindo, daí me dei conta do que tinha feito. Por causa disso não tomei a Ribavirina no jantar, vou tomar somente amanhã de manhã.

> "Ó minha alma, espera silenciosa somente em Deus, porque dele vem a minha esperança."
>
> Salmo 62:5

Dia 8 de junho de 2008 – domingo – Primeira semana completa

Passei o domingo muito bem. Vencida a primeira semana. A noite fiz todos os mesmos procedimentos para a 2ª dose de PegIntron.

> "Os sacrifícios para Deus são o espírito quebrantado; a um coração quebrantado e contrito não desprezarás, ó Deus."
>
> Salmo 51:17

Dia 9 de junho de 2008 – segunda-feira

Hoje foi impressionante a diferença em relação às reações que tive após a primeira aplicação e após a segunda. Quase não tive febre, dor de cabeça, dores pelo corpo, nem cansaço extremo. Só fiquei mais cansada que o habitual. À noite senti muita sede, pois minha boca estava salgada, amarga e seca. Esta semana será melhor. Deus é fiel!

> "Eu te oferecerei voluntariamente sacrifícios; louvarei o teu nome, ó Senhor, porque é bom. Pois me tem livrado de toda angústia; e os meus olhos viram o meu desejo sobre os meus inimigos."
>
> Salmo 54:6 e 7

Dia 10 de junho de 2008 – terça-feira

Passei o dia muito bem, graças a Deus. O que me incomodou um pouco foi a boca salgada, amarga e seca, pois isso me atrapalhou na hora de me alimentar. Não consegui comer quase nada de sal. Tive dores nas pernas, joelho e dores de cabeça, além de enjoo, queimação no estômago e azia. Não tive dificuldade de concentração nem cansaço mental. Glória a Deus por tudo!

> "Inclina ó Deus, os teus ouvidos à minha oração, e não te escondas da minha súplica. Atende-me, e ouve-me; lamento na minha queixa, e faço ruído."
>
> Salmo 55:1 e 2

Dia 11 de junho de 2008 – quarta-feira

Hoje o dia foi muito parecido com o de ontem. Minha boca continuou muito salgada e amarga, tive dificuldade para comer comida salgada, meu intestino esteva solto, tive enjoo durante todo o dia e continuei com dores nas pernas e joelho. Sinto uma queimação no estômago e no esôfago, além de azia. Apesar disso, tive ânimo para realizar atividades físicas. Outra coisa boa foi que fiz massagem. Foi bom para melhorar as dores nas pernas. Espero em Deus!

> "Salva-me, ó Deus, pelo amor do teu nome, e faze-me justiça pelo teu poder. Ó Deus ouve a minha oração, inclina os teus ouvidos às palavras da minha boca."
>
> Salmo 54: 1 e 2

Dia 12 de junho de 2008 – quinta-feira

Alguns sintomas estão me acompanhando durante toda a semana de forma intensa. Acordei com enjoo e tive dificuldade para me alimentar de manhã. O melhor foi comer algo sólido, pois alimentos líquidos me davam mais enjoo. Minha boca continuou muito salgada e amarga. Bebi bastante água, mas a sensação de sede não passou. Só melhorava quando eu chupava chiclete, mas é uma falsa sensação, pois depois me dava mais sede e a sensação amarga aumentava. Continuei com dificuldade para comer algo salgado, fiquei com o intestino solto, gases, azia, queimação no estômago e no esôfago, dores nas pernas e joelho. Apesar disso, acho que estou ótima e estou conseguindo fazer minhas atividades. Na semana passada, fiquei de cama e procurei descansar bastante. Nesta semana já retomei várias atividades e estou com mais disposição. Procurei respeitar os limites do meu corpo sem me sobrecarregar ou me cansar. Deus é bom!

> "Lança o teu cuidado sobre o Senhor, e ele te susterá; não permitirá jamais que o justo seja abalado."
>
> Salmo 55:22

Dia 13 de junho de 2008 – sexta-feira

Tenho tido enjoo durante a noite e logo pela manhã. Percebi que tenho enjoo principalmente quando estou com o estômago vazio, ou começando a esvaziar. Fiz o hemograma logo cedo, mas o resultado só sai na segunda. Estive o dia todo com diarreia, dor no joelho, com a boca salgada e amarga. Bebo água, como coisas doces, mas não melhora. Quando não aguento mais, chupo chiclete, mas no final só fica pior. Apesar disso, tenho tido mais energia física e menos dor muscular. Hoje consegui jantar; comi até sobremesa! Fomos a um restaurante muito legal para comemorar o aniversário da minha irmã Isadora. Só Deus mesmo para me sustentar!

> "Clamarei ao Deus altíssimo, ao Deus que por mim tudo executa."
>
> Salmo 57:2

Dia 14 de junho de 2008 – sábado

Durante o dia todo tive aula da pós-graduação de Nutrição Clínica Funcional, que estou fazendo. Senti muita dificuldade de concentração e meu raciocínio estava mais lento. Senti dores de cabeça à tarde e não consegui entender muitas coisas da aula. Apesar de ter sido uma aula difícil (farmacologia), sei que isso não era normal. Fiquei com a mente muito cansada.

Continuei com a boca salgada, amarga, com sede, diarreia e azia. Quando meu estômago começava a ficar vazio, eu sentia enjoo.

Liguei para o médico para relatar essas coisas. Ele me falou para passar para ele o resultado do hemograma que fiz ontem. Ele acha que posso estar com anemia. Mas os sintomas são característicos e habituais em razão dos medicamentos.

Eu tenho fome, mas, por causa de gosto amargo que fica na minha boca, não sinto vontade de comer muitas coisas. Só consigo comer coisas salgadas na hora do almoço. Durante o resto do dia me alimento de frutas, biscoitos naturais, cereais, água de coco e leite de arroz. Carrega-me no colo, Senhor!

> "Tem misericórdia de mim, ó Deus, tem misericórdia de mim, porque a minha alma confia em ti, e à sombra das tuas asas me abrigo, até que passem as calamidades."
>
> Salmo 57:1

Dia 15 de junho de 2008 – domingo – Segunda semana completa

Acordei bem cansada. Assim como durante as outras noites, levantei várias vezes para ir ao banheiro e tive muito enjoo. A boca ficou um pouco menos amarga e salgada, não tive diarreia nem azia. Hoje fiquei muito melhor durante todo o dia, consegui me concentrar melhor na aula da pós-graduação. Ontem não tomei meus suplementos corretamente, hoje já fiz tudo certo e senti muita diferença. À noite tomei a 3ª dose do PegIntron. Desta vez tomei na outra perna (esquerda) para mudar um pouco o local da aplicação. Mais uma semana vencida!

> "Guarda-me, ó Deus, porque em ti confio."
>
> Salmo 16:1

Dia 16 de junho de 2008 – segunda-feira

Tive enjoo à noite de novo, porém percebi que, tomando água de coco durante a noite, o enjoo melhora. De manhã acordei bem, mas, após o almoço, fiquei mais caidinha, com dores no corpo e frio interno. Tinha vontade de ficar deitada e beber água de coco o dia todo. Na hora do banho, percebi que o local onde fiz as duas primeiras aplicações (perna direita) estava avermelhado e um pouco roxo, mas não coçou. Minha boca ficou menos amarga, mas senti minha garganta bem seca e raspando. Procurei beber bastante líquido.

Meu hemograma ficou pronto. Enviei por fax para a dra. Gilda e para o dr. Giovanni. A dra. Gilda falou que os leucócitos (2.300/mm³) e a hemoglobina (11,6 g/dL) estavam baixos, mas que as plaquetas estavam boas (166.000 mL). Vamos ver o que o doutor dirá sobre isso. Fui dormir com febre, frio interno e a boca um pouco amarga. Entrego mais esta semana nas mãos de Deus.

> "O Senhor é a minha luz e a minha salvação; a quem temerei? O Senhor é a força da minha vida; de quem recearei?"
>
> Salmo 27:1

Dia 17 de junho de 2008 – terça-feira

A noite tive febre, um pouco de dores no peito, nas costas e enjoo. Toda vez que acordava para ir ao banheiro bebia água de coco, pois minha boca estava seca. Acordei com enjoo, mas consegui me alimentar bem. Procurei comer várias vezes ao dia diferentes alimentos em pequenas quantidades para não deixar meu estômago ficar muito vazio. Descansei o dia todo e bebi bastante água. Minha boca não ficou amarga nem salgada e isso foi muito bom.

Quando escovei os dentes percebi que minha língua está sensível. Está rachada e branca. À noite fiquei com o corpo mais sensível e um pouco de febre.

O dr. Giovanni me enviou um *e-mail* e disse que meus exames estavam dentro do esperado. O limite de segurança dos leucócitos é de 750/mm³, abaixo é considerado perigoso. Só o Senhor para me carregar no colo.

> "Espera no Senhor e anima-te, e ele fortalecerá o teu coração; espera, pois, no Senhor."
>
> Salmo 27:14

Dia 18 de junho de 2008 – quarta-feira

Depois de uma noite de pouca febre e boca seca, acordei com um pouco de enjoo. Hoje minha boca ficou salgada e amarga novamente, de forma intensa. Ao fazer algumas atividades cotidianas, percebi que minha capacidade respiratória estava menor e senti um pouco de dor no peito para respirar. Meu nariz ficou bem seco, assim como minha garganta.

No fim da tarde e à noite minha boca ficou muito mais salgada e amarga. A sensação estava muito intensa e insuportável. Fiquei desesperada; não consegui comer direito. O paladar dos alimentos era diferente e ficava enjoada muito fácil com o que estava comendo. Chorei de nervoso, mas quanto mais nervosa e cansada eu ficava, mais a sensação aumentava. Percebi que isso piora quando estou mais cansada – o que acontece no fim do dia. Deus me esconde debaixo das tuas asas.

> "Ouve, Senhor, a minha voz quando clamo; tem também piedade de mim, e responde-me."
>
> Salmo 27:7

Dia 19 de junho de 2008 – quinta-feira

Graças a Deus consegui dormir, mas a noite foi difícil. Senti a boca muito salgada, seca e fiquei enjoada. Acordei tremendo um pouco, com o coração acelerado, estava fraca e com o corpo um pouco debilitado. Ainda bem que estou tendo apetite para me alimentar. Durante o dia, fiquei com a minha mãe, mas não fiz muito esforço físico, pois precisava me poupar. A boca continuou salgada e piorou à medida que o dia foi passando. Estou entregue nas mãos de Deus.

> "As ânsias do meu coração se têm multiplicado; tira-me dos meus apertos."
>
> Salmo:25:17

Dia 20 de junho de 2008 – sexta-feira

Esta noite foi um pouco melhor. Tive menos sede e enjoo. Acordei mais disposta, apenas com um gosto metalizado na boca e com o intestino solto. Durante o dia, consegui fazer um pouco de exercício (pilates e esteira), mas não exagerei, pois ainda me sinto com apenas 60% da minha capacidade física. Bebi muita água o dia todo e o gosto na minha boca me incomodou menos. O meu paladar continuou alterando o sabor dos alimentos, o que prejudica a minha alimentação. Pesei-me e engordei 3 kg, pois, antes de começar o tratamento, estava bem abaixo do meu peso saudável. Na hora do banho percebi que minha pele na região da barriga e tórax está muito sensível. Incomoda só de passar a mão levemente. À noite fiquei mais cansada. Estou confiante porque Deus está comigo.

> "Louvar-te-ei, Senhor, entre os povos; eu te cantarei entre as nações. Pois a tua misericórdia é grande até os céus e a tua verdade até as nuvens. Se exaltado, ó Deus sobre os céus; e seja a tua glória sobre toda a terra."
>
> Salmo 57: 9 a 11

Dia 21 de junho de 2008 – sábado

Durante a madrugada, saiu muito sangue do meu nariz. Foi difícil fazer parar. Coloquei gelo na testa e na nuca e fiquei deitada com a cabeça para trás. Tenho bebido água a noite toda – sempre deixo ao lado da cama uma jarra com água fresca. Toda vez que me levanto para ir ao banheiro percebo minha boca seca e bebo água para voltar a dormir. Não tive enjoo de madrugada nem de manhã. Geralmente no final de semana eu estou mais disposta, pois já faz quase uma semana da última aplicação de Interferon.

Passei o dia bem. Meu corpo continua sensível, sem muita energia e a minha boca está com gosto metálico. O paladar dos alimentos continua alterado. O Senhor me sustenta com mãos fortes.

> "Ouve, ó Deus, o meu clamor. Atende a minha oração."
>
> Salmo 61:1

Dia 22 de junho de 2008 – domingo – Terceira semana completa

Domingo tem sido o melhor dia da semana para mim. De sábado para domingo, a noite toda, bebi muita água, porque minha boca tem ficado muito seca, e, além disso, saiu muito sangue de meu nariz. Mas acordei mais disposta e sem enjoo, apesar de a minha boca continuar metalizada e salgada. Passei o

132 Hepatite C – Eu Venci!

dia bem. À noite o Wueislly preparou e aplicou a 4ª dose de PegIntron. Tive de aumentar para 0,40 mL, pois ganhei peso e estou com 43,6 kg. Antes da aplicação fiquei deitada na cama esperando que ele preparasse a injeção. Fiquei observando o seu cuidado em fazer cada movimento, o carinho comigo em cada gesto. Agradeci muito a Deus por esta declaração de amor. Senti-me muito amada e cuidada. Deus é bom! Esta semana será melhor que a última.

> "Porque no dia da adversidade me esconderá no seu pavilhão; no oculto do seu tabernáculo me esconderá; por-me-á sobre uma rocha."
>
> Salmo 27:5

Dia 23 de junho de 2008 – segunda-feira

Durante a madrugada, senti um pouco de enjoo e boca seca. Acordei com menos energia e ainda com um pouco de enjoo. Fiquei o dia todo de cama. Senti algumas dores pelo corpo, principalmente nas pernas, costas e braços. Estava sem energia. Meu intestino ficou bem solto e por isso bebi água de coco o dia todo. À noite, as dores pioraram e tive um pouco de febre. Bebi água de coco a madrugada toda por causa da sede e do enjoo.

> "Dá-me auxílio na angústia, porque vão é o socorro do homem. Em Deus farei proezas."
>
> Salmo 60: 11 e 12

Dia 24 de junho de 2008 – terça-feira

Acordei sem energia alguma. Meu corpo ainda dói e fiquei em casa o dia todo. Bebi bastante água para melhorar a sensação de salgado da boca. O intestino já está normal e hoje fiz os exames de TGO, TGP, GGT, bilirrubina total e frações, PT e frações, hemograma completo, creatinina, ureia, potássio (K), sódio (Na) para levar para o dr. Giovanni na quinta-feira, em Botucatu. Já vou fazer o PCR-HCV qualitativo da 4ª semana.

À noite, fiquei bem cansada e ainda com dores pelo corpo, principalmente nas pernas e costas. Fui dormir cedo. É difícil ficar o dia todo em casa. Os dias têm sido frios e longos, mas sei que vai passar. Cada dia que termina é um dia a menos de tratamento. Mais um dia que ficará para fazer parte da minha história. Obrigada, Jesus, porque a confiança que tenho em ti me faz crer que estes momentos de tribulação são breves e passageiros e que o melhor ainda está por vir!

"A minha alma espera somente em Deus; dele vem a minha salvação."

Salmo 62:1

"Só ele é a minha rocha e a minha salvação; é a minha defesa; não serei grandemente abalado."

Salmo 62:2

Dia 25 de junho de 2008 – quarta-feira

Bebi bastante água durante a madrugada por causa da boca seca. Acordei ainda sem muita energia, mas saí para resolver algumas coisas. Passei o dia bem, graças a Deus. Peguei os exames. A minha hemoglobina (Hb 10,2 g/dL) caiu, mas, em compensação, as plaquetas (219.000 mL) e os leucócitos (2.800 mL) aumentaram um pouco. O TGO (39 U/L) e TGP (56 U/L) estão um pouco altos. Amanhã vou para Botucatu fazer o PCR qualitativo da 4ª semana e mostrar meus exames para o dr. Giovanni.

Minha boca continua salgada, metalizada e amarga. Preciso beber muita água. Sinto cansaço e um pouco de fraqueza. Deus está comigo.

"... o choro pode durar uma noite, mas a alegria vem pela manhã."

Salmo 30:5

Dia 26 de junho de 2008 – quinta-feira

Passei bem a noite. Bebi muita água e acordei sem enjoo. Eu, o Wueislly e minha mãe fomos bem cedo para Botucatu, às 5h30 da manhã. Fiz o PCR-HCV qualitativo lá na Unesp e ficamos esperando a consulta. A espera foi cansativa, mas não tem outro jeito.

O dr. Giovanni falou que estou bem, mas que a hemoglobina está descendo. Indicou-me para tomar a Eritropoetina uma vez por semana para evitar a anemia e estimular a produção de hemoglobina. Pegamos os medicamentos (Eritropoetina, PegIntron e Ribavirina) e voltamos para São Paulo. Assim que

134 Hepatite C – Eu Venci!

cheguei fiz teste do PRC-HCV qualitativo em outro laboratório para comparar os resultados.

Fiquei bem cansada por causa da viagem. Minha boca hoje ficou mais salgada que ontem. Quanto mais cansada eu fico, pior é a sensação de gosto salgado e metalizado na boca. As dores nas pernas e costas continuam. Sinto um pouco de dor no peito ao respirar, meu tórax e seios estão sensíveis. Deus me dá força!

> "Esforçai-vos, e ele fortalecerá o vosso coração, vós todos que esperais no Senhor."
>
> Salmo 31:24

Dia 27 de junho de 2008 – sexta-feira

Ainda estou um pouco sem energia, em marcha lenta. Logo cedo fiz exame de glicemia e insulina de jejum. A boca esteve salgada e amarga. Procurei beber muita água e não fazer esforços excessivos, além do necessário. Minha pele da barriga está sensível e ainda sinto dores nas costas na altura do tórax. À noite, tomei a 1ª dose de Eritropoetina, o Wueislly aplicou na minha coxa. Senti muita dor e ardência porque ele teve de aplicar os 10.000 U/I do medicamento aos poucos. Tenho sentido tanta coragem! Tenho certeza de que vem da confiança em Deus e do apoio da minha família.

> "Bendito seja o Senhor, porque ouviu a voz das minhas súplicas."
>
> Salmo 28:6

Dia 28 de junho de 2008 – sábado

Acordei ainda em marcha lenta, com dores nas pernas, costas e tórax, mas passei o dia bem. Passeamos no parque, fomos à casa de minha sogra e ao cinema. Dei muita risada; foi um dia muito gostoso. A única coisa ruim mesmo é a sensação de salgado e amargo na boca que fica o dia todo.

> "Em Deus louvarei a sua palavra, em Deus pus a minha confiança; não temerei o que me possa fazer a carne."
>
> Salmo 56:4

Dia 29 de junho de 2008 – Domingo – Quarta semana completa

Domingo é o dia que tenho me sentido melhor. Não tive enjoo à noite, mas a boca seca, salgada e amarga continua sendo um incômodo grande. Meu corpo ainda está dolorido, principalmente nas costas e perna, e os meus seios ficam sensíveis.

Uma coisa importante é que tenho poupado energia, o Wueislly está me ajudando com algumas tarefas do dia a dia, como ir à feira, lavar a louça, ir ao Ceasa e desta forma tenho guardado energia e disposição para coisas mais agradáveis. Tomei a 5ª dose de PegIntron de noite. Desta vez a aplicação foi na barriga.

> "O Senhor será também um alto refúgio para o primido; um alto refúgio em tempos de angústia."
>
> Salmo 9:9

Dia 30 de junho de 2008 – segunda-feira

Tive um pouco de enjoo à noite e já acordei indisposta, com dores no corpo, na cabeça e frio por dentro. Hoje foi muito difícil. Senti-me muito mal o dia todo. Tive febre, enjoo, dores intensas na cabeça e no corpo todo. O meu paladar está alterado, estou sem energia e me sentindo fraca. Fiquei de cama descansando o dia todo. Minha tia e minha mãe passaram o dia comigo me ajudando, não consegui nem tomar banho. Apesar disso, tenho me alimentado bem; como várias vezes ao dia, em pequenas quantidades. Tenho comigo aquilo que tenho vontade na hora que tenho vontade, e, se enjoo e algo não me desce bem, eu paro de comer, espero um pouco e depois pego outra coisa. Procurei beber bastante água.

À noite, saiu o resultado do meu exame de PCR-RNA qualitativo de HCV da 4ª semana e já deu negativo. Graças a Deus já estamos vendo os resultados; o sacrifício é grande, mas valerá a pena.

> "Portanto está alegre o meu coração e se regozija a minha glória; também a minha carne repousará segura."
>
> Salmo 16:9

Fui dormir cedo, estava muito cansada, com febre e dores pelo corpo. Tomei um Tylenol antes de dormir, não estava aguentando de dor na cabeça,

136 Hepatite C – Eu Venci!

no corpo, além da febre. Hoje foi um dia muito sofrido para mim, mas Deus tem me dado força.

> "A nossa alma espera no Senhor; ele é o nosso auxílio e o nosso escudo."
>
> Salmo 33:20

Dia 1º de julho de 2008 – terça-feira

Acordei com menos febre, ainda com dores pelo corpo e um pouco de enjoo. Meu corpo estava frágil e eu queria apenas ficar deitada. A reação foi forte de novo, como na primeira semana. A única coisa que mudou nesta última aplicação feita no último domingo, dia 29 de junho, foi o local – foi a primeira vez que apliquei na barriga.

Bebi bastante água e água de coco, comi um pouco várias vezes ao dia e fiquei de repouso. Senti ardor no estômago e esôfago, a cabeça doeu um pouco e estava sem energia. Só fiz coisas que não me cansavam; tive de economizar energia.

Depois que comecei a comer comida sem sal o gosto salgado e amargo na boca melhorou. Isso foi um alívio para mim, mas, mesmo assim, o paladar continuou alterado e tenho enjoado rápido daquilo que estou comendo, por isso preciso comer pequenas quantidades e alimentos variados.

> "Inclina para mim os teus ouvidos, livra-me depressa; sê a minha firme rocha, uma casa fortíssima que me salve."
>
> Salmo 31:2

Dia 2 de julho de 2008 – quarta-feira

Senti enjoo e um gosto estranho na boca durante a madrugada toda. Bebi bastante água e fui várias vezes ao banheiro. De manhã ainda me sentia fraca, sem energia e meu intestino estava solto. Resolvi continuar descansando. Passei o dia bem melhor, mas a boca salgada e a queimação no estômago e esôfago estavam muito intensas e quase insuportáveis. Não aguento nem ver nada salgado. Fui dormir para ver se parava de sentir estas sensações, mas foi muito difícil, pois o sabor e a dor estavam fortes.

> "Busquei ao Senhor, e ele me respondeu; livrou-me de todos os meus temores."
>
> Salmo 34:4

Dia 3 de julho de 2008 – quinta-feira

Tive enjoo e senti a boca salgada à madrugada toda. Foi uma noite difícil. Acordei ainda muito cansada e fraca. Estou me alimentando bem, mas é difícil escolher os alimentos, pois enjoo fácil do sabor. Pelo menos estou tendo apetite para comer. Vou começar a tomar suco de couve para o estômago, usar extrato de alecrim com hortelã para a digestão e flocos ou grão de quinoa para fortalecer o organismo.

Graças a Deus que o meu coração tem se mantido em paz. Continuo cheia de fé, coragem e esperança. Sei que o melhor ainda está por vir e dias muito melhores virão.

Agradeço a Deus porque emocional, espiritual e psicologicamente me sinto forte, mas fisicamente meu corpo tem perecido e sofrido bastante.

Tem sido muito difícil sentir tantas coisas diferentes e com tanta intensidade. Tenho procurado ter sabedoria para lidar com cada sintoma, dor e incômodo da melhor forma possível.

Não quero preocupar demais a minha família, mas às vezes me sinto tão fraca que dói o peito até para respirar e falar me cansa. Espero que a Eritropoetina dê resultado e eu fique melhor após as próximas aplicações.

"Provai, e vede que o Senhor é bom; bem-aventurado o homem que nele confia."

Salmo 34:8

Dia 4 de julho de 2008 – sexta-feira

Esta noite consegui dormir melhor. Senti menos enjoo e a boca ficou um pouco menos amarga e metálica. Meu corpo ainda está dolorido e me sinto fraca para andar, dirigir e fazer atividades do dia a dia. Ainda tenho vontade de ficar deitada, poupando minha energia.

A queimação no estômago melhorou com o suco de couve e a tintura de hortelã. A boca salgada também está menos intensa, pois tirei totalmente o sal da comida. Não como nada industrializado e estou comendo alimentos preparados sem nenhuma adição de sal. Tempero a comida com um pouco de shoyo (sem glutamato monossódico) e azeite extravirgem orgânico, além das ervas naturais (salsinha, hortelã, orégano, louro etc.), alho, cebola e gengibre.

138   Hepatite C – Eu Venci!

O problema é que minha pressão está muito baixa (8 Hmmg x 6 Hmmg) e não consigo comer nada com sal, por causa do gosto forte de sal e amargo que fica na boca. Prefiro alimentos doces (frutas, sucos, água de coco etc.) ou alimentos feitos totalmente sem adição de sal.

Antes de dormir, o Wueislly aplicou a 2ª dose de Eritropoetina, desta vez nas nádegas. Doeu do mesmo jeito e depois fica mais sensível. Se Deus quiser vai dar resultado! E Ele quer!

> "Deleita-te também no Senhor, e te concederá os desejos do teu coração."
>
> Salmo 37:4

Dia 5 de julho de 2008 – sábado

Tive um pouco de enjoo de madrugada, mas acordei mais disposta. Passei o dia melhor. O maior incômodo é a alteração de paladar (salgado, amargo e metálico) que persiste o dia todo e a queimação no estômago. Comer comida sem sal, tomar suco de couve, usar tintura de hortelã com erva-doce e evitar alimentos ácidos e cítricos ajudaram-me a amenizar esses incômodos. Durante o dia, às vezes me sentia mais cansadinha, mas estou bem melhor.

Até que enfim consegui tomar meu banho de banheira, pois acho que a reforma que fizemos no banheiro finalmente acabou – digo *acho* porque em geral sempre fica algo inacabado nas reformas. Foi ótimo para relaxar os músculos do corpo que estão tensos e doloridos naquela água quentinha da banheira. Não posso tomar banho de porta fechada, pois é perigoso cair minha pressão. Por isso sempre tem alguém por perto para me fazer companhia. Além disso, preciso ter um copo de água fria ao meu lado porque sinto muita sede e para resfriar a nuca e a testa quando precisar.

> "Entrega teu caminho ao Senhor; confia nele, e ele o fará."
>
> Salmo 37:5

Dia 6 de julho de 2008 – domingo - Quinta semana completa

Acordei bem. Domingo tende a ser o melhor dia para mim, como tenho relatado. Fui à feira e tomei sol no parque, mas não me senti bem. Acho que minha pressão baixou e fiquei enjoada. Passei o resto do dia em casa, descansando e aproveitando o maridão.

À noite, tomei a 6ª dose de PegIntron. Confio em Deus que esta semana será melhor, pois a anterior foi muito difícil para mim. Menos uma semana, glória a Deus!

> "Perto está o Senhor dos que têm o coração quebrantado, e salva os contritos de espírito."
>
> Salmo 34:18

Dia 7 de julho de 2008 – segunda-feira

Tive enjoo e senti cheiro de podre durante toda a madrugada. Percebi que era do meu nariz mesmo. Acordei enjoada. Aliás, sempre fico com enjoo quando meu estômago está vazio. Passei o dia descansando e bebendo bastante água. Continuo com o paladar alterado, salgado e metálico, queimação no estômago e esôfago. Preciso comer várias vezes ao dia alimentos diferentes e em pequenas quantidades, pois enjoo fácil dos sabores e cheiros.

No final da tarde comecei a sentir frio por dentro, dores no corpo e cabeça, além de mal-estar geral. Fui dormir cedo para descansar.

> "Muitas são as aflições do justo, mas o Senhor o livra de todas."
>
> Salmo 34:19

Dia 8 de julho de 2008 – terça-feira

A madrugada foi difícil. Tive febre, frio, dores no corpo, enjoo, nariz seco e muita sede. Acordei várias vezes para ir ao banheiro e era difícil dormir novamente. De manhã, meu intestino estava solto, eu estava enjoada, com dores pelo corpo e cabeça, e queria ficar deitada. Fiquei o dia todo em casa, descansando. Sentia-me muito fraca, sem energia, com dor de cabeça, febre e dores pelo corpo todo.

Bebi bastante água e tentei me alimentar bem. Infelizmente senti gosto alterado na boca o dia todo. Após o almoço, o sabor salgado, amargo e metálico na boca aparece com mais intensidade e tende a persistir até eu ir dormir. Isso acontece independentemente do fato de eu usar sal na comida ou não. Aliás, não tenho usado sal há algum tempo, mas o gosto alterado continua intenso e

140   Hepatite C – Eu Venci!

é o que mais me incomoda durante todo o dia. Oro a Deus que me livre disso, pois é insuportável, me deixa louca, não sei o que fazer.

> "Porque está abatida, ó minha alma, e por que te perturbas em mim? Espera em Deus, pois ainda o louvarei pela salvação da sua face."
>
> Salmo 42:5

Dia 9 de julho de 2008 – quarta-feira

Dormi bem à noite. Acordei mais descansada, sem enjoo, mas com o intestino solto. Ainda me sentia sem muita energia; preciso me poupar em algumas coisas. Passei o dia bem. Foi feriado e o Wueislly ficou comigo. Tive o mesmo incômodo na boca e o corpo está sensível, mas estou bem melhor. Orei a Deus para que me livre deste paladar alterado, isso é muito ruim. Creio que Deus vai me abençoar e me conceder esta bênção.

> "Quanto a mim, tu me sustentas na minha sinceridade, e me puseste diante da tua face para sempre."
>
> Salmo 41:12

Dia 10 de julho de 2008 – quinta-feira – Aniversário de casamento – 4 anos

As noites são sempre movimentadas, porque bebo água o tempo todo e levanto várias vezes para ir ao banheiro durante a madrugada. Acordei bem, mas ainda sinto meu organismo frágil e sensível. Sinto que preciso continuar me poupando. Meu intestino continua solto e as fezes continuam escuras.

Hoje o que mais me incomodou foi o paladar alterado (salgado, amargo e metálico). Peço a Deus para que isso passe – é horrível. Infelizmente, por causa disso tenho tido menos prazer ao me alimentar, tenho evitado comer coisas que gostaria e não tenho tido vontade de sair para comer fora. Semana que vem vou viajar para o Nordeste e gostaria muito de poder aproveitar bem o passeio, principalmente a comida do hotel, que é muito boa. Hoje é meu aniversário de casamento, mas não vamos sair para comemorar. Não tenho disposição, nem vontade. Não iria aproveitar. Vamos aguardar um melhor momento para festejarmos juntos esta data. O importante agora é me cuidar para que tudo vá bem e que o resultado esperado seja alcançado. Terei a vida toda para comemorar ao lado do meu amor.

> "Ele lhe guarda todos os seus ossos; nem sequer um deles se quebra."
> Salmo 34:20

Dia 11 de julho de 2008 – sexta-feira

Esta noite foi muito agitada. Levantei muitas vezes para ir ao banheiro e tive dificuldade para dormir, pois minha boca estava muito salgada, amarga e seca. Bebi bastante água a noite toda.

Acho que o que piorou a situação foi o fato de termos ligado o aquecedor dentro do quarto. É inverno, está frio, o ar está seco e, com o aquecedor ligado, o ar do quarto ficou menos úmido ainda. Coloquei um balde com água ao lado da cama, mas não mudou muita coisa. Foi uma noite ruim.

Acordei ainda com o intestino solto, mas tenho acordado com menos enjoo. A Cris me indicou bochecho e gargarejo com solução de Malvona para melhorar o sabor da boca. Estou muito feliz, pois realmente melhorou. Deus é bom e misericordioso demais.

Antes de dormir tomei a 3ª dose de Eritropoetina para a anemia hemolítica. Ai, como dói!

> "Mas a salvação dos justos vem do Senhor; ele é a sua fortaleza no tempo da angústia."
> Salmo 37:39

Dia 12 de julho de 2008 – sábado

Dormi melhor esta noite. Não liguei o aquecedor e minha boca ficou menos seca e amarga. Passei o dia na pós-graduação e fiquei bem. Ainda estou com o intestino muito solto o dia todo.

A boca está bem melhor. Glória a Deus! Ele é fiel!

> "O Senhor já ouviu a minha súplica; o Senhor aceitará a minha oração."
> Salmo 6:9

Dia 13 de julho de 2008 – domingo - Sexta semana completa

A noite foi mais agitada. Levantei várias vezes para ir ao banheiro; o nariz ficou seco e a boca ficou mais seca e salgada. Mas não tenho do que reclamar, estou me sentindo bem melhor. Provavelmente as injeções de Eritropoetina estão dando resultado e revertendo a anemia.

Além disso, Deus me concebeu uma bênção grande no alívio do sabor amargo e salgado da boca, pois esses sintomas diminuíram e muito. O bochecho com solução tópica de Malvona está ajudando bastante. O intestino ainda está um pouco solto e os lábios estão bem secos. Antes de dormir tomei a 7ª dose de PegIntron.

> "Eu louvarei ao Senhor segundo a sua justiça, e cantarei louvores ao nome do Senhor altíssimo."
>
> Salmo 7:17

Dia 14 de julho de 2008 – segunda-feira

Dormi e acordei bem. Bebi muito líquido o dia todo. Fiquei disposta, mas no fim da tarde comecei a ficar com dores no corpo, febre, nariz e boca secos e frio interno. Apesar disso, dou Glória a Deus, pois Ele tem cuidado de mim!

> "Esperei com paciência no Senhor, e ele se inclinou para mim, e ouviu o meu clamor."
>
> Salmo 40:1

Dia 15 de julho de 2008 – terça-feira

A noite foi mais agitada. Senti bastante frio, dores no corpo, fui muitas vezes ao banheiro, a boca e o nariz continuaram secos. O sono foi bem picado. Bebi bastante água a noite toda para aliviar a sede e a febre. O dia foi mais cansativo, mesmo ficando o dia todo em casa. As dores pelo corpo, na cabeça, a sede, o nariz seco e o frio não passaram.

Coloquei uma toalha molhada na testa, algodão com água no nariz, fiquei descansando e tomei um belo banho de banheira para aliviar a tensão dos músculos. Minha mãe fez massagem em mim com óleo de arnica e melhorou bastante a dor no corpo. Bebi bastante água e água de coco, mas minha boca ainda fica um pouco salgada e amarga.

Apesar disso, agradeço a Deus por tudo. Ele tem me proporcionado alívio e tem tido misericórdia de mim.

> "O Senhor será um alto refúgio em tempos de angústia. Em ti confiarão os que conhecem o teu nome; porque tu, Senhor, nunca desamparaste os que te buscam."
>
> Salmo 9:9 e 10

Dia 16 de julho de 2008 – quarta-feira

Levantei muitas vezes para ir ao banheiro à noite e o sono foi picado. Apesar disso, tive menos febre e dores no corpo. As dores mais fortes são nas costas e nas pernas. Acordei melhor que ontem. Minha tia veio passar o dia comigo; foi muito bom. Saímos um pouco para tomar sol. É inverno, mas tem feito uns dias ensolarados e lindos, apesar da baixa umidade do ar. Procurei não fazer esforço, pois ainda sentia o meu organismo frágil e sensível.

Bebi bastante água o dia todo e usei baldes com água pela casa para umedecer o ambiente. Meu intestino continua solto e minha boca ainda fica um pouco salgada e amarga; apesar desse grande incômodo, passei o dia muito bem.

> "Mas eu confio na tua benignidade; na tua salvação se alegrará o meu coração. Cantarei ao Senhor, porquanto me tem feito muito bem."
>
> Salmo 13:5 e 6

Dia 17 de julho de 2008 – quinta-feira

Dormi e acordei bem. Nesses dias tive menos enjoo, mas, em compensação, estou com o intestino solto desde a semana passada e tenho tido gases e empachamento. As dores nas costas e nas pernas diminuíram e estou com um pouco mais de energia. Minha boca ainda fica um pouco salgada e amarga. Tomei a 4ª dose da Eritropoetina.

> "Quanto a mim, tu me sustentas na minha sinceridade, e me puseste diante da tua face para sempre."
>
> Salmo 41:12

144 Hepatite C – Eu Venci!

Dia 18 de julho de 2008 – sexta-feira

Dormi e acordei com um pouco de enjoo. Fomos o Wueislly, meus pais, a Isa e eu para Porto de Galinhas, em Pernambuco, no Hotel Nannai, passar uma semana descansando. A viagem foi boa e, apesar do paladar alterado e amargo, passei o dia muito bem.

> "Entrega teu caminho ao Senhor; confia nele, e ele o fará."
> Salmo 37:5

Porto de Galinhas – dias 19 a 25 de julho de 2008 – Sétima semana completa

A semana foi ótima. Pude aproveitar bem para descansar, comer bem, ver e viver coisas diferentes. Fez-me muito bem mesmo essa viagem. Domingo completou a 7ª semana e tomei a 8ª dose de PegIntron.

> "Porque em ti está manancial de vida; na tua luz veremos luz."
> Salmo 36:9

Na segunda à noite, tive um pouco de febre, me senti bem cansada e dolorida. Tomei o Tylenol e consegui dormir bem. Na terça, só descansei e tentei me alimentar. Apesar das reações, estão sendo meus melhores dias após o início do tratamento. Dei graças a Deus por este período de repouso e cuidados extras que estou tendo, em um lugar maravilhoso, com um visual lindo.

> "Mas a salvação dos justos vem do Senhor; ele é a sua fortaleza no tempo da angústia."
> Salmo 37:39

Durante toda a semana, tive energia e, na maior parte do tempo, me senti bem. O que mais me incomodou foi o intestino solto, o enjoo quando ficava de estômago vazio e, principalmente, a boca amarga, metálica e com o paladar alterado. Em São Paulo, o tempo estava muito seco; sofri muito com a boca seca e salgada. Na praia isso diminuiu muito e me deu um pouco de descanso.

Senti muita sede, bebi bastante água e água de coco, comi tapioca, bolo de milho, mingau, cuscuz, peixes, frutas diversas (melancia, sapoti, pinha, abacaxi, meloa, melão, kiwi, manga, ameixa, uva, banana...), queijo coalho e sorvete de graviola, acerola e cupuaçu. Realmente abusei, mas nas próximas semanas eu recupero o organismo com a alimentação.

> "Louvarei ao Senhor em todo o tempo; o seu louvor estará continuamente na minha boca."
>
> Salmo 34:1

Dia 25 de julho de 2008 – sexta-feira

Voltamos para São Paulo e, durante todo o dia, senti muito incômodo com minha boca salgada e amarga.

Fiz os exames de hemograma completo, TGO, TGP, GGT e fosfatase alcalina. Os resultados não foram bons, apesar da ótima semana que tive. A hemoglobina (9,8 g/dL), os leucócitos (1.900) e neutrófilos (1.108) caíram mais ainda, mesmo eu tendo tomado quatro doses (10.000 cada) de Eritropoetina nas últimas quatro semanas. O TGO (42 U/L), TGP (44 U/L), GGT (44 U/L), as plaquetas (237.000) e a FA (71 U/L) estão dentro do esperado. Liguei para o dr. Giovanni e conversei com ele sobre a dosagem de Ribavirina. Ele achou que a dose estava alta e poderia ser diminuída, pois estava tomando quatro cápsulas de 250 (1.000 ao todo) ao dia e estou pesando 43,7 kg. Ele diminui para três cápsulas por dia – o que ainda é considerado uma quantidade considerável de medicamento para o meu peso atual.

Foi um dia difícil para mim, fiquei abatida com os resultados. À noite, tomei a 5ª dose de Eritropoetina – e, só para variar, doeu bastante.

> "Deus é o nosso refúgio e fortaleza, socorro bem presente na angústia."
>
> Salmo 46:1

> "Ouve-me, Senhor, pois boa é a tua misericórdia. Olha para mim segundo a tua muitíssima piedade."
>
> Salmo 69:16

Dia 26 de julho de 2008 – sábado

Acordei com o bumbum doendo por causa da injeção de ontem. Minha boca estava melhor de manhã. Fomos à praia; graças a Deus saímos desta secura que está São Paulo. Passei o dia bem melhor em Massaguaçu.

146   Hepatite C – Eu Venci!

"Lança o teu cuidado sobre o Senhor, e ele te susterá; não permitirá jamais que o justo seja abalado."

Salmo 55:22

Dia 27 de julho de 2008 – domingo – Oitava semana completa

Dormi e acordei bem. Desde ontem passei a tomar três comprimidos de Ribavirina; acho que isso vai melhorar meu estado físico e amenizar um pouco os sintomas. Eu e o Wueislly fomos passar uma semana no campo, em uma pousada linda. Tomei a 9ª dose de PegIntron.

"A ti, ó fortaleza minha, cantarei salmos; porque Deus é a minha defesa e o Deus da minha misericórdia."

Salmo 59:17

São Bento do Sapucaí – dias 28 de julho a 1º de agosto de 2008

Esta foi a melhor semana para mim desde que iniciei o tratamento. Na segunda e terça-feira, me senti um pouco mais caidinha; tomei Tylenol apenas para aliviar a febre. Tive mais disposição, minha boca ficou menos amarga e salgada, comi comida da fazenda, respirei ar puro, apreciei lindas paisagens, fiquei em contato com a natureza e tive a companhia do meu maridão. Tudo de bom!

Apesar disso, sempre fico com menos energia, sinto um gosto amargo na boca, às vezes sai sangue do meu nariz e fico enjoada nos momentos pré-refeições. Acho que nestes momentos minha pressão baixa mais ainda.

Na sexta à noite, tomei a 6ª dose de Eritropoetina.

"Mas, na verdade, Deus me ouviu; atendeu à voz da minha oração. Bendito seja Deus, que não rejeitou a minha oração, nem desviou de mim a sua misericórdia."

Salmos 66:19 e 20

"Eu, porém, cantarei a tua força; pela manhã louvarei com alegria a tua misericórdia; porquanto tu foste o meu refúgio e proteção no dia da angústia."

Salmo 59:16

Dia 2 de agosto de 2008 – sábado

Graças a Deus estou bem. Apenas com o intestino solto e sinto meu organismo internamente sensível, principalmente na área do estômago. Depois que o dr. Giovanni diminuiu a carga da Ribavirina, eu tenho me sentido melhor ainda. Vamos ver nesta próxima semana que estarei de volta a São Paulo como vou me sentir.

> "Celebrai com júbilo a Deus todas as terras. Cantai a glória do seu nome; dai glória ao seu louvor."
>
> Salmos 66: 1 e 2

Dia 3 de agosto de 2008 – domingo – Nona semana completa

Dormi e acordei bem. Para variar saiu sangue do meu nariz de manhã.

Tive disposição para ir à Associação Cristã de Moços (ACM) praticar um pouco de exercício. Tenho me sentido melhor, me alimentado bem, minha boca está melhor, estou confiante e sei que isso tudo vai passar rápido. Deus tem tido misericórdia de mim e tem me sustentado todos os dias. Antes de dormir tomei a 10ª dose de PegIntron.

> "Vinde, e ouvi, todos os que temeis a Deus, e eu contarei o que ele tem feito à minha alma."
>
> Salmo 66:16

Dia 4 de agosto de 2008 – segunda-feira

Acordei um pouco mais abatida, sentindo o corpo dolorido e com menos energia. Senti um cansaço mental o dia todo. Sempre antes das refeições sinto que fico sem energia e com uma sensação maior de mal-estar geral. À noite dei uma piorada em razão da febre e das dores no corpo. Fui dormir bem cedo.

> "Então a terra dá o seu fruto; e Deus, o nosso Deus, nos abençoará."
>
> Salmo 67:6

148   Hepatite C – Eu Venci!

Dia 5 de agosto de 2008 – terça-feira

Tive febre e muitas dores pelo corpo à noite, além de sair um pouco de sangue pelo nariz. Não quis tomar Tylenol antes de deitar. Só tomei este remédio nas últimas duas semanas porque estava viajando, mas não quero depender de mais medicamentos. Já chega a carga de substâncias químicas que tenho tomado por causa da hepatite C. Procuro beber bastante água para hidratar o organismo e amenizar os sintomas do intestino solto.

Acordei bem dolorida, mas passei o dia bem. Minha boca está só um pouco amarga, mas a sensação ruim melhorou. O paladar está menos alterado, o sabor dos alimentos não está tão estranho.

> "Cantai a Deus, cantai louvores ao seu nome; louvai aquele que vai montado sobre os céus, pois o seu nome é Senhor, e exultai diante dele."
>
> Salmo 68:4

Dia 6 de agosto de 2008 – quarta-feira

Acordei com menos dores pelo corpo, mas dou graças a Deus, pois o sabor na minha boca está bem melhor e não tenho tido enjoo. Glória a Deus!

> "Bendito seja o Senhor, que de dia em dia nos carrega de benefícios; o Deus que é a nossa salvação. O nosso Deus é o Deus da salvação; e a Deus, o Senhor, pertencem os livramentos da morte."
>
> Salmos 68:19 e 20

Dia 7 de agosto de 2008 – quinta-feira

Nesta última semana, minha pele começou a descascar. Tomei um pouco de sol em Porto de Galinhas (PE) e a minha pele ficou ainda mais seca. Mesmo usando hidratante com frequência, sinto a pele desidratada, repuxada e esticada. É uma sensação estranha, pois fazia muito tempo que não sentia isso.

Hoje já fui à aula de ioga. Depois de três meses totalmente parada, estou voltando aos poucos a algumas atividades mais leves. Estava sentindo falta, pois estou muito dolorida, principalmente nas costas e nas pernas.

Percebi há algum tempo que meu cabelo está caindo bastante, mas graças a Deus tenho muito cabelo e, após o término do tratamento, nascerá tudo de novo e muito mais forte.

> "Louvarei o nome de Deus com um cântico, e engrandecê-lo-ei com ação de graças."
>
> Salmo 69:30

Dia 8 de agosto de 2008 – sexta-feira – Início das Olimpíadas na China

Dormi e acordei bem. À noite fico mais cansada; antes das refeições sinto o paladar mais alterado, com um gosto amargo e metálico. Quando estou de estômago vazio, fico sem energia e muito cansada.

Continuo bebendo bastante água tanto durante o dia quanto à noite. Vou muito ao banheiro, estou com o intestino solto e meu nariz parou de sangrar estes dias.

Felizmente está começando as Olimpíadas na China. Terei bastante distração na TV. Gosto muito de esportes e tenho tido tempo para ver TV. Tenho ficado bastante em casa em razão do tratamento. A abertura foi linda, um encanto. Foi muito moderna e surpreendente, acredito que esta Olimpíada terá momentos emocionantes! Não é copa do mundo, mas viva o Brasil!

> "Folguem e alegrem-se em ti todos os que te buscam; e aqueles que amam a tua salvação digam continuamente: Engrandecido seja Deus."
>
> Salmo 70:4

Tomei a 7ª dose de Eritropoetina.

"Em ti, Senhor, confio; nunca seja eu confundido. Livra-me na tua justiça, e faze-me escapar; inclina os teus ouvidos para mim, e salva-me. Sê tu a minha habitação forte, à qual possa recorrer continuamente, pois tu és a minha rocha e a minha fortaleza. Pois tu és a minha esperança, Senhor Deus; tu és a minha confiança desde a minha mocidade. Por ti tenho sido sustentado desde o ventre; tu és aquele que me tiraste das entranhas de minha mãe; o meu louvor será para ti constantemente. Não me desampares, quando se for acabando a minha força. Ó Deus apressa-te em ajudar-me. Mas eu esperarei continuamente, e te louvarei cada vez mais. A minha boca

150   Hepatite C – Eu Venci!

manifestará a tua justiça e a tua salvação todo o dia, pois não conheço o número delas. Sairei na força do Senhor Deus, farei menção da tua justiça, e só dela."

Salmos 71: 1,2,3,5,6,9,12,14,15 e 16

Dia 9 de agosto de 2008 – sábado

Tenho me sentido bem. Deus tem me sustentado.

Semana que vem vou retomar aos poucos minhas atividades de trabalho. Já vou realizar alguns atendimentos nutricionais e visitar clientes de restaurantes comerciais.

"Clamei a Deus com a minha voz, a Deus levantarei a minha voz, e ele inclinou para mim os ouvidos."

Salmo 77:1

Dia 10 de agosto de 2008 – domingo – Dia dos Pais – Décima semana completa

Fiquei mais cansada hoje e senti mal-estar à noite. Foi dia dos pais, mas não pudemos comemorar muito. Estivemos todos juntos, isso é sempre bom, mas o momento em que estamos é tenso e delicado, preciso me poupar. Sei que nos próximos anos festejaremos muito.

Antes de dormir, tomei a 11ª dose de PegIntron. De noite senti bastante sede e bebi muita água.

Dia 11 de agosto de 2008 – segunda-feira

Acordei sentindo o corpo mais dolorido (costas, pernas e tronco) e sem muita energia. Parece que estou com febre; tenho vontade de ficar deitada em minha cama, quieta em casa.

Senti mais sede e bebi bastante água. Além disso, minha cabeça ficou mais pesada e a vista, cansada.

Quando vai chegando o final da tarde e o começo da noite eu pioro um pouco. A dor no corpo, o mal-estar e a febre aumentam.

Apesar de tudo, dou Glória a Deus. Mais uma semana se passou e a vitória já é nossa!

> "Clamas na angústia, e te livrei; respondi-te no lugar oculto dos trovões; provei-te nas águas de Meribá."
>
> Salmo 81:7

> "Assim nós, teu povo ovelhas do teu pasto, te louvaremos eternamente; de geração em geração cantaremos os teus louvores."
>
> Salmo 79:13

Dia 12 de agosto de 2008 – terça-feira

Senti bastante desconforto a noite toda. Acordei parecendo que um carro tinha passado por cima de mim. A pesar disso, estou conseguindo cumprir meus compromissos. Senti dores no corpo e mal-estar, além de fraqueza por causa da diarreia.

À noite fico muito cansada e sempre sinto vontade de ir dormir cedo. Não tenho energia para fazer muitas coisas de noite.

Apesar de estar tomando Eritropoetina, ainda sinto muito desgaste físico. Espero que a anemia tenha melhorado um pouco.

O meu cabelo está caindo mais do que o normal, mas graças a Deus sei que depois vai nascer tudo novinho e forte.

Dou graças a Deus porque o gosto ruim na boca está menos intenso. Sinto apenas um sabor levemente amargo, salgado e metálico. Os alimentos ficam com o sabor alterado.

> "Quão amáveis são os teus tabernáculos, Senhor dos Exércitos! A minha alma está desejosa, e desfalece pelos átrios do Senhor; o meu coração e a minha carne clamam pelo Deus vivo. Bem-aventurados os que habitam em tua casa; louvar-te-ão continuamente. Bem-aventurado o homem cuja força está em ti, em cujo coração estão os caminhos aplanados. Senhor Deus dos exércitos, escuta a minha oração; inclina os ouvidos, ó Deus de Jacó. Porque o Senhor Deus é o sol e escudo; o Senhor dará graça e glória; não retirará bem algum aos que andam na retidão. Senhor dos Exércitos, bem-aventurado o homem que em ti põe a sua confiança."
>
> Salmos 84:1,2,4,8,11 e12

Dia 13 de agosto de 2008 – quarta-feira

A noite foi mais uma vez difícil. Senti sede, muitas dores no corpo e na testa. Além disso, acho que tive um pouco de febre. Acordei e segui a vida, graças a Deus estou vencendo cada dia e cada etapa.

Senti as mesmas coisas de ontem, mas bola para frente. Estou fazendo massagem para amenizar as dores no corpo.

Ah! Hoje caiu um pedaço do meu dente quando passei o fio dental. Graças a Deus isso dá para consertar.

> "As benignidades do Senhor cantarei perpetuamente; com a minha boca manifestarei a tua fidelidade de geração em geração. O Senhor Deus dos exércitos, quem é poderoso como tu, Senhor, com a tua fidelidade ao redor de ti?"
>
> Salmos 89:1 e 8

Dia 14 de agosto de 2008 – quinta-feira

Esta noite foi melhor. Ainda senti bastante sede, fui várias vezes ao banheiro, mas as dores no corpo diminuíram. Levantei mais disposta para ir à aula de ioga.

Sinto minha pele mais rígida, com pouca elasticidade e seca. Estou passando bastante creme hidratante sem metais pesados e compostos químicos.

O lado esquerdo do meu corpo parece que fica constantemente formigando; desde o pé até o ombro.

> "Ensina-nos a contar nossos dias, de tal maneira que alcancemos corações sábios."
>
> Salmo 90:12

Dia 15 de agosto de 2008 – sexta-feira

Tive um pouco de insônia à noite. Acordei com meu corpo ainda formigando; preciso ativar minha circulação.

A boca fica com o paladar alterado, salgado e amargo, principalmente à noite, quando estou mais cansada – isso vem acontecendo com mais intensidade no final da tarde e começo da noite.

Tomei a 8ª dose de Eritropoetina.

> "Aquele que habita no esconderijo do Altíssimo, à sombra do Onipotente, descansará. Direi do Senhor, Ele é o meu Deus, o meu refúgio, a minha fortaleza, e nele confiarei. Mil cairão ao meu lado, e dez mil à tua direita, mas não chegará a ti. Porque tu, ó Senhor, és o meu refúgio. No Altíssimo fizeste a tua habitação. Nenhum mal te sucederá, nem praga alguma chegará à tua tenda. Porque aos teus anjos dará ordem a teu respeito, para te guardarem em todos os teus caminhos. Ele te sustentará nas tuas mãos, para que não tropeces com o teu pé em pedra."
>
> Salmo 91:1, 2, 7, 9 a 12

Dia 16 de agosto de 2008 – sábado

Passei o dia com menos energia. Estes últimos dias tenho me sentido bem mais cansada. Faz tempo que estou com diarreia, não me alimentei tão bem esta semana e descansei menos, pois voltei a trabalhar aos poucos.

Continuo sentindo o formigamento no lado esquerdo do corpo, dos pés até o ombro. Liguei para o dr. Giovanni e ele me falou para ir ao neurologista.

À noite, minha boca estava muito salgada e eu estava exausta.

> "Bom é louvar ao Senhor, e cantar louvores ao teu nome, ó Altíssimo."
>
> Salmo 92:1

Dia 17 de agosto de 2008 – domingo – Décima primeira semana completa

Estou na metade do tratamento. Glória a Deus! Acordei ainda cansada e dolorida. Preciso fazer meus exames para ver se a anemia melhorou. Estou me sentindo mal e sem energia. Antes de dormir tomei a 12ª dose de PegIntron.

> "O justo florescerá como a palmeira; crescerá como o cedro do Líbano. Os que estão plantados na casa do Senhor florescerão nos átrios do nosso Deus. Na velhice ainda darão frutos; serão viçosos e vigorosos. Para anunciar que o Senhor é reto. Ele é a minha rocha e nele não há injustiça."
>
> Salmos 92:12 a 15

Dia 18 de agosto de 2008 – segunda-feira

Logo de manhã fui fazer os exames de sangue da 12ª semana, inclusive o PRC-RNA qualitativo de HCV. Acordei com aquela sensação de início de dor no corpo, mal-estar e cansaço mental. O olho parece pesado.

> "Cantai ao Senhor um cântico novo, cantai ao Senhor toda terra. Cantai ao Senhor, bendizei o seu nome; anunciai a sua salvação de dia em dia."
>
> Salmos 96:1 e 2

> "Senhor, ouve a minha oração e chegue a ti o meu clamor."
>
> Salmo 102:1

Dia 19 de agosto de 2008 – terça-feira

A noite foi bem difícil. Tive febre, dores pelo corpo, na cabeça e muita sede. Acordei com a sensação de que um trator tinha passado por cima de mim. Fiquei descansando em casa a manhã toda.

Durante o dia senti um pouco de dor de cabeça, dores pelo corpo e pouquíssima energia. Apesar disso, estou bem melhor. Peguei os resultados dos meus exames – Glória a Deus! Deus ouviu nossas orações e tenho procurado me cuidar bem.

Minha hemoglobina subiu para 11,6 g/dL; os leucócitos para 2.600; os neutrófilos para 1.898; o TGO foi para 39 U/L; o TGP para 41 U/L; o GGT para 34 U/L; e o FA para 57 U/L. Só as plaquetas é que caíram um pouco para 204.000. Vou pegar o PCR da 12ª semana amanhã à noite. Sei que vai dar negativo!

> "Cantai ao Senhor um cântico novo; porque fez maravilhas."
>
> Salmo 98:1

Dia 20 de agosto de 2008 – quarta-feira

Esta noite foi um pouco melhor. Tive menos febre, mas as dores pelo corpo e testa continuam firmes. Hoje minha boca voltou a ficar mais seca e salgada. O clima está mais seco, o que prejudica ainda mais.

À noite saiu o resultado do meu exame de PCR-RNA qualitativo de HCV da 12ª semana e deu negativo novamente. Glória a Deus! Ele tem cuidado de tudo!

"Bendize ó minha alma ao Senhor, e tudo o que há em mim bendiga seu santo nome. A misericórdia do Senhor é desde a eternidade e até a eternidade sobre aqueles que o temem, e a sua justiça sobre os filhos dos filhos."

Salmos 103:1 e 17

Dia 21 de agosto de 2008 – quinta-feira

Fomos a Botucatu bem cedo – meu pai, minha mãe e eu. As notícias são boas, graças a Deus. O dr. Giovanni e a equipe toda ficaram muito felizes com os resultados dos exames. Peguei a Ribavirina, o PegIntron e a Eritropoetina para os próximos 3 meses de tratamento. Volto a Botucatu para fazer os últimos exames na última (24ª) semana de tratamento, dia 13 de novembro. A última injeção será dia 9 de novembro!

Vou continuar com a mesma conduta, tomando Eritropoetina para evitar que a anemia profunda volte.

Vamos seguir em frente e conquistar mais uma etapa! Deus é bom e suas misericórdias duram para sempre. À noite e à tarde sinto minha boca com o paladar alterado, metálico e amargo; isso continua me tirando um pouco o prazer de comer.

"Cantarei ao Senhor enquanto eu viver; cantarei louvores ao meu Deus, enquanto eu tiver existência."

Salmo 104:33

Dia 22 de agosto de 2008 – sexta-feira

Dormi bem à noite, apesar de levantar várias vezes para ir ao banheiro. Ainda acordei com o corpo um pouco dolorido.

A boca fica com o paladar alterado, metálico e amargo, principalmente à noite, quando estou mais cansada.

À noite tomei a 9ª dose de Eritropoetina. Desta vez tomei no braço e não doeu quase nada; foi incrível!

"Louvai ao Senhor, louvarei ao Senhor de todo o meu coração."

Salmo 111:1

Dia 23 de agosto de 2008 – sábado

Passei o dia bem. Tive aula na pós-graduação durante todo o sábado. Fiquei mentalmente bem cansada.

> "Louvai ao Senhor, bem-aventurado o homem que teme ao Senhor, que em seus mandamentos tem grande prazer. A sua semente será poderosa na terra; a geração dos retos será abençoada. Prosperidade e riquezas haverá na sua casa, e a sua justiça permanente para sempre. Não temerá maus rumores; o seu coração está firme, confiando no Senhor. O seu coração está bem confirmado, ele não temerá, até que veja o seu desejo sobre os seus inimigos."
>
> Salmos 112:1 a 3, 7 e 8

Dia 24 de agosto de 2008 – domingo – Décima segunda semana completa

Já passei da metade do tratamento. Glória a Deus!

Passei mais um dia na pós-graduação estudando, e, de novo, fiquei mentalmente esgotada. Estou percebendo que aumentaram as secreções do nariz e orelha – apenas uma constatação. Continuo sentindo o paladar bem alterado da mesma maneira, mas com menos intensidade, e os desconfortos estomacais pré-refeição, quando estou em jejum. Antes de dormir tomei a 13ª dose de PegIntron.

> "Louvai ao Senhor. Louvai, servos do Senhor, louvai o nome do Senhor. Seja bendito o nome do Senhor, desde agora, para sempre. Quem é como o Senhor nosso Deus, que habita nas alturas? Faz com que a mulher estéril habite em casa, e seja alegre mãe de filhos. Louvai ao Senhor."
>
> Salmo 113:1,2, 5 e 9

Dia 25 de agosto de 2008 – segunda-feira

Acordei já um pouco febril e dolorida. Logo de manhã senti cheiro de podre, um cheiro que já tinha sentido outras vezes sempre nas segundas e terças-feiras de manhã.

Passei o dia bem. À noite tive febre, dores no corpo e cabeça, muita sede, acidez no estômago e boca seca e salgada. Isso tudo é muito desagradável e sinto as mesmas coisas com frequência, principalmente quando a umidade do ar fica mais baixa.

> "Vós, os que temeis ao Senhor, confiai no Senhor; ele é o seu auxílio e o seu escudo. Abençoará os que o temem, tanto pequenos como grandes. Nós bendiremos ao Senhor, desde agora e para sempre. Louvai ao Senhor."
>
> Salmos 115:11, 13 e 18

Dia 26 de agosto de 2008 – terça-feira

Acordei com dores pelo corpo e com vontade de ficar em casa.

> "Amo ao Senhor, porque ele ouviu a minha voz e a minha súplica. Porque tu livraste a minha alma da morte, os meus olhos das lágrimas e os meus pés da queda."
>
> Salmos 116:1 e 8

Dia 27 de agosto de 2008 – quarta-feira

Passei o dia bem, apesar das dores pelo corpo, muita sede, acidez no estômago, boca seca e salgada. Isso tudo é muito desagradável e continuo a senti-los com frequência, principalmente quando a umidade do ar fica mais baixa, como nesta semana.

> "Porque a sua benignidade é grande para conosco, e a verdade do Senhor dura para sempre. Louvai ao Senhor."
>
> Salmo 117:2

Dia 28 de agosto de 2008 – quinta-feira – Aniversário do Wueislly

Passei o dia bem. O problema da boca e do paladar persiste; sinto um pouco de formigamento nas pernas e nos pés. Minha circulação está prejudicada.

Os sintomas estão melhorando e, quanto mais longe da aplicação do Interferon, melhor eu me sinto.

158 Hepatite C – Eu Venci!

Deus está ajudando minha vida profissional a prosperar. Estou muito feliz e aos poucos os caminhos estão sendo abertos.

Sai com o Wueislly, pois é aniversário dele hoje. Achei que já estava melhor, mas fiz um sacrifício para tentar aproveitar. Não foi muito agradável, ainda não estou bem para sair e para comer fora. Sinto muitos incômodos, fico cansada, o gosto na boca é muito ruim e me prejudica para comer. Fiz isso pelo Wueislly, mas sei que os próximos aniversários dele serão melhores que este.

> "Louvai ao Senhor, porque ele é bom, porque a sua benignidade dura para sempre."
>
> Salmo 118:1

Dia 29 de agosto de 2008 – sexta-feira

Passei um dia muito gostoso com meus pais e minha tia. Resolvemos algumas pendências da casa de praia. À noite tomei a 10ª dose de Eritropoetina.

> "É melhor confiar no Senhor do que confiar no homem. O Senhor é a minha força e o meu cântico; e se fez a minha salvação."
>
> Salmos 118:8 e 14

Dia 30 de agosto de 2008 – sábado

Estou me sentindo melhor a cada dia, apesar de me sentir mais cansada com mais facilidade. Meu condicionamento físico está prejudicado, porém, graças a Deus, tenho tido uma qualidade de vida melhor nas últimas semanas. Está melhorando progressivamente. Meu corpo está lidando melhor com as reações aos medicamentos. Os piores dias continuam sendo os três dias após a aplicação da injeção, principalmente à noite.

Faz umas duas semanas que minhas axilas estão coçando muito, parece uma alergia. Não sei se isso tem relação com os medicamentos, mas vou investigar.

O tempo está mais úmido. Graças a Deus minha boca está um pouco menos salgada e amarga, mas o paladar continua alterando sempre. Não vejo a hora de voltar a me alimentar sem estes gostos estranhos na boca.

Diário de Minha Luta Vitoriosa   159

"Louvar-te-ei, pois me escutaste, e te fizeste a minha salvação. Louvai ao Senhor, porque ele é bom; porque a sua benignidade dura para sempre."

Salmos 118: 21 e 29

Dia 31 de agosto de 2008 – domingo – Décima terceira semana completa

Hoje acordei mais cansada do que ontem. São muitas sensações constantes e ruins. Sinto-me limitada naquilo que gostaria de fazer. Gosto muito de nadar e desde o início do tratamento estou privada deste prazer. Primeiro porque me canso mais rápido; segundo que é perigoso pegar uma infecção urinária, micose ou resfriado, pois estou imunodeprimida, com meu sistema de defesa prejudicado, e é inverno. Apesar da piscina aquecida, sinto bastante frio.

Em relação à alimentação, não me dá o mesmo prazer. Sinto menos fome, minha boca está sempre com o paladar alterado (amargo, metálico e/ou salgado). Isso muda o sabor do alimento, incomoda e não dá muito prazer em comer. São alguns detalhes que vão minando a pouca paciência que às vezes tenho e me deixam bem chateada e irritada. Fico nervosa com estas limitações e com o fato de a minha vida ter mudado tanto por causa do tratamento. É muito difícil ter este fator limitante, pois não posso fazer previsões a longo prazo das minhas atividades e compromissos. Nunca sei como vou acordar no dia seguinte; é sempre uma surpresa.

Algo que me deixa bem nervosa e sem paciência é andar de carro muito tempo e principalmente pegar trânsito. Mesmo como passageira, fico muito impaciente. Minha mãe e meu marido é que estão sofrendo com isso. Graças a Deus eles me amam, procuram me entender e têm muita paciência comigo.

Antes de dormir tomei a 14ª dose de PegIntron. Glória a Deus!

"Bem-aventurado os que guardam os seus testemunhos, e que o buscam com todo o coração."

Salmo 119:2

Dia 1º de setembro de 2008 – segunda-feira

Acordei com um pouco de dor nas costas e acima dos ombros. O mal-estar foi o mesmo das outras segundas-feiras. Estou precisando realmente de coragem, ânimo e força. É muito desgastante física, psicológica e emocionalmente.

"Bendito és tu, ó Senhor; ensina-me os teus estatutos. Escolhi o caminho da verdade; propus-me seguir os teus juízos. Ensina-me, ó Senhor, os caminhos dos teus estatutos, e guardá-lo-ei até o fim."

Salmos 119:12, 30 e 33

"... tem ânimo, filha, a tua fé te salvou."

Mateus 9:22

Dia 2 de setembro de 2008 – terça-feira

Tive uma noite muito difícil. Levantei várias vezes para ir ao banheiro, tive muita sede, dores pelo corpo e na cabeça e febre. De manhã parecia que tinha sido atropelada por um carro. Passei o dia com dores, mal-estar e muito cansaço – tanto físico como mental. Sinto dores articulares, nos joelhos e tendões dos pés, além de dor de cabeça e nas costas. O gosto alterado de sempre é permanente e constante; dificilmente fico sem esta sensação horrível no paladar.

Apesar de estar me sentindo extremamente limitada, tenho tido dias muito produtivos.

"Lembra-te da palavra dada a tua serva, na qual me tens feito esperar."

Salmo 119:49

Dia 3 de setembro de 2008 – quarta-feira

Tive uma noite um pouco melhor. As dores nas juntas e no corpo estão diminuindo e, de manhã, acordei mais disposta – o mais comum. Tenho sentido muita coceira nas axilas, o cabelo está caindo mais, a pele está ressecada e a micose da minha unha piorou. A boca continua amarga, metálica e um pouco salgada. No final do dia o cansaço aumenta – como sempre.

"Foi-me bom ter sido afligido, para que aprendesse os teus estatutos. Melhor é para mim a lei da tua boca do que milhares de ouro ou prata."

Salmos 119:71 e 72

Dia 4 de setembro de 2008 – quinta-feira

Dormi bem, apesar de levantar várias vezes para ir ao banheiro e sentir bastante sede. O dia foi muito intenso, aguentei bem o ritmo. Senti as mesmas sensações que ontem, só que com menos intensidade. Minhas limitações vão diminuindo à medida que a semana passa e a última aplicação de Interferon fica mais distante.

> "Tenho mais entendimento que meus mestres, porque os teus testemunhos são a minha meditação."
>
> Salmo 119:99

Dia 5 de setembro de 2008 – sexta-feira

Passei o dia bem. Apesar da azia e de o intestino estar solto e com gases. À tarde fui nadar. Gosto muito de nadar e desde maio não entrava na piscina. Fiquei muito feliz, mas senti enjoo e muito cansaço. Percebi minhas dificuldades e tive de respeitar meus limites. Realmente Deus tem me dado força e esperança. É difícil, mas estou evoluindo e chegando mais perto da vitória.

Meu nariz sangrou algumas vezes durante o dia, pois o clima está muito seco. À noite tomei a 11ª dose de Eritropoetina.

> "Desviei os meus pés de todo caminho mau, para guardar a tua palavra."
>
> Salmo 119:101

Dia 6 de setembro de 2008 – sábado

O dia foi parecido ao de ontem; só gostaria de acrescentar que estou com a pele sensível e feridinhas que coçam embaixo das axilas, braços, colo e pernas.

> "Oh! quão doces são as tuas palavras ao meu paladar, mais doces do que o mel à minha boca."
>
> Salmo 119:103

Dia 7 de setembro de 2008 – domingo – Décima quarta semana completa

O dia foi muito bom. Tive alguns desconfortos, mas nada muito significativo. O principal desconforto foi o paladar. Fui viajar com a minha mãe para Curitiba. Vamos ficar uma semana na Lapinha – Clínica Spa Naturalista, para descansar, cuidar de nós duas e comer bem. Antes de dormir tomei a 15ª dose de PegIntron. Glória a Deus!

> "Lâmpada para os meus pés é a tua palavra, e luz para o meu caminho."
>
> Salmo 119:5

Dia 8 de setembro de 2008 – segunda-feira

Aproveitei o dia para fazer coisas gostosas, comer bem e cuidar de mim. Foi ótimo. À tarde e à noite senti alguns desconfortos comuns da segunda-feira pós-injeção.

> "Os teus testemunhos tenho eu tomado por herança para sempre, pois são o gozo do meu coração."
>
> Salmo 119:111

Dia 9 de setembro de 2008 – terça-feira

Durante a noite tive febre, dores pelo corpo, muita sede e acordei com dor de cabeça. Nada que não pudesse suportar sem medicamento. Estou evitando tomar qualquer outro remédio para não me intoxicar ainda mais. Só tomei Tylenol quatro vezes durante todo o tratamento, porque não tive outra opção mesmo.

> "Tu és o meu refúgio e o meu escudo, espero na tua palavra."
>
> Salmo 119:114

Dia 10 de setembro de 2008 – quarta-feira

Estou bem melhor, graças a Deus. Tenho me sentido mais disposta e feliz. Aqui na clínica tenho feito massagens, hidro, caminhada, tenho dormido e acordado cedo, continuo me alimentando bem e alguns sintomas têm sido mais amenos. Principalmente o meu paladar melhorou bastante. Aqui eles não usam sal nem colocam sal na mesa. Isso tem feito muita diferença. Muito obrigada, Jesus, por esta oportunidade de estar sendo muito bem cuidada e ainda contar com a companhia da minha mãe. Só estou com saudades do meu maridão e da família.

> "A entrada das tuas palavras dá luz; dá entendimento aos símplices."
> Salmo 119:130

Dia 11 de setembro de 2008 – quinta-feira

Passei o dia bem. Estou com feridas nas axilas que coçam muito; isso tem me incomodado bastante. Além, claro, do gosto ruim na boca. Graças a Deus está chegando ao fim.

> "... dá-me inteligência e viverei."
> Salmo 119:144

Dia 12 de setembro de 2008 – sexta-feira

O dia hoje foi parecido com o de ontem. À noite tomei a 12ª dose de Eritro-poetina.

> "Levantarei os meus olhos para os montes de onde me vem o socorro. O meu socorro vem do Senhor que fez os céus e a terra."
> Salmos 121: 1 e 2

Dia 13 de setembro de 2008 – sábado

O dia hoje foi parecido com o de ontem. Estou me sentindo descansada, mas o gosto metálico na minha boca incomodou bastante.

> "O Senhor não deixará vacilar o teu pé; aquele que te guarda não tosquene-jará."
> Salmo 121:3

164   Hepatite C – Eu Venci!

Dia 14 de setembro de 2008 – domingo – Décima quinta semana completa

O dia de hoje também foi parecido com o de ontem. Voltamos para São Paulo. Antes de dormir tomei a 16ª dose de PegIntron. Faltam dois meses!

> "O Senhor é quem te guarda; o Senhor é tua sombra à tua direita. O Senhor te guardará de todo o mal; guardará a tua alma."
>
> Salmo 121:5 e 7

Dia 15 de setembro de 2008 – segunda-feira

A noite foi agitada. Tive muita coceira em razão das feridinhas que estão saindo pelo corpo, principalmente nas axilas. Acho que o organismo está expulsando as toxinas da carga de medicamentos pela pele.

Já acordei com dores nas articulações dos joelhos e pernas, dores nas costas e ombros. Senti-me mal, incomodada e sem paciência o dia todo. Estou cansada de tantas sensações desagradáveis. Fui à dermatologista e ela receitou uma pomada para as axilas. Disse-me que provavelmente o que estava tendo era reação ao medicamento antiviral. Além disso, os remédios têm piorado minha micose de unha e causado o descolamento das minhas unhas das mãos. Preciso tomar cuidado para não bater as unhas, cortá-las bem curtas e não usar esmalte.

> "Os que confiam no Senhor serão como o monte de Sião, que não se abala, mas permanece para sempre."
>
> Salmo 125:1

Dia 16 de setembro de 2008 – terça-feira

Estou emocionalmente mais sensível e chorona. Tive uma noite difícil, com febre, muitas dores nas articulações, costas e pernas. A coceira melhorou com a pomada, graças a Deus.

O tratamento é cansativo física e psicologicamente. Estou em um estado emocional em que não vejo a hora disso tudo passar. Fico contando as semanas para o dia 13 de novembro chegar logo. Claro que o mais importante é cumprir

Diário de Minha Luta Vitoriosa   165

tudo certinho para ter mais chances de obter a resposta positiva permanente. Mas confesso que dá vontade de me ver livre disso tudo rápido.

> "O Senhor enxugará as lágrimas de todos os rostos. Tu conservarás em paz aquele cuja mente está firme em ti; porque ele confia em ti. Confiai no Senhor perpetuamente; porque o Senhor Deus é uma rocha eterna."
>
> Isaías 25:8 e 26:3 e 4

Dia 17 de setembro de 2008 – quarta-feira

A coceira melhorou, mas acordei sem energia. A noite passada ainda foi difícil, senti dores pelo corpo, boca salgada, seca, amarga e metálica, além de indisposição geral. Hoje minha digestão me pareceu pior do que nos outros dias.

> "Bem-aventurado aquele que teme ao Senhor e anda nos seus caminhos. Pois comerás do trabalho das tuas mãos; feliz serás, e te irá bem."
>
> Salmos 128:1 e 2

Dia 18 de setembro de 2008 – quinta-feira

Hoje já tive um dia melhor, sem tantos incômodos. Glória a Deus!

> "Se subir aos céus, lá tu estás; se fizer no inferno a minha cama, eis que tu ali estás também. Até ali a tua mão me guiará e a tua destra me susterá."
>
> Salmos 139:8 e 10

Dia 19 de setembro de 2008 – sexta-feira

Hoje a coceira e o gosto ruim e salgado na boca melhoraram. Passei o dia bem. Meu cabelo continua caindo bastante.

> "Eu te louvarei, porque de um modo assombroso, e tão maravilhoso fui feita; maravilhosas são as tuas obras, e a minha alma o sabe muito bem."
>
> Salmo 139:14

Dia 20 de setembro de 2008 – sábado

Não posso esmorecer. Confesso que estou contando as semanas para chegar logo o final do tratamento. Estou muito desgastada psicologicamente. Estou cansada de tomar tantos remédios, comprimidos, injeções e suplementos. Meu corpo já está gritando com tanta química e incômodos diários.

À noite tomei a 13ª dose de Eritropoetina.

> "Dizei aos turbados de coração: Sede fortes, não temais; eis que o vosso Deus virá com vingança, com recompensa de Deus; ele virá, e nos salvará."
>
> Isaías 35:4

Dia 21 de setembro de 2008 – domingo – Décima sexta semana completa

Percebi que na noite em que eu tomo a Eritropoetina fico mais agitada, mais inquieta, acordo mais vezes e perco o sono mais cedo. Outra coisa que me chamou a atenção é que meus cílios parecem estar maiores. Pode ser apenas impressão, mas realmente acho que eles cresceram. Passei o dia bem comparado aos anteriores. Antes de dormir tomei a 17ª dose de PegIntron.

> "Não temas, porque eu sou contigo; não te assombres, porque eu sou o teu Deus; eu te fortaleço, e te ajudo, e te sustento com a destra da minha justiça. Eis que, envergonhados e confundidos serão todos os que se indignaram contra ti; tornar-se-ão em nada, e os que contenderem contigo, perecerão. Buscá-lo-ás, porém não os acharás; os que pelejarem contigo tornar-se-ão em nada, e como coisa que não é nada, os que guerrearem contigo. Porque eu, o Senhor teu Deus, te tomo pela tua mão direita; e te digo: Não temas, eu te ajudo."
>
> Isaías 41:10 a 13

Dia 22 de setembro de 2008 – segunda-feira

As semanas já seguem o seu ciclo natural. Hoje foi uma típica segunda-feira. Minha boca ficou bastante salgada; esta sensação é muito ruim.

Percebo que às vezes fico sem condições de ser amável, atenciosa e carinhosa com as pessoas. Sinto-me seca e sem amor para dar. Preciso mesmo é receber muita atenção, carinho e amor.

Diário de Minha Luta Vitoriosa   167

"Eis aqui o meu servo, a quem sustento, o meu eleito, em quem se apraz a minha alma; pus o meu Espírito sobre ele."

Isaías 42:1

Dia 23 de setembro de 2008 – terça-feira

Hoje ainda senti muitas dores, tive uma noite bem difícil e não fiz quase nada. Fiquei trabalhando em casa, sem muitos esforços. O desconforto na boca e estômago continua firme, infelizmente. Tenho tomado bastante suco de couve, chás de hortelã, erva-doce, funcho e cidreira.

"Não temas, porque eu te remi; chamei-te pelo meu nome, tu és meu. Quando passares pelas águas estarei contigo, e quando pelos rios, eles não te submergirão; quando passares pelo fogo, não te queimarás, nem chama arderá em ti. Porque eu sou o Senhor teu Deus, o Santo de Israel, o teu Salvador."

Isaías 43:1 a 3

Dia 24 de setembro de 2008 – quarta-feira

Nenhuma novidade.

"O Criador dos fins da terra nem se cansa nem se fadiga. Dá força ao cansado, e multiplica as forças ao que não têm nenhum vigor. Mas os que esperam no Senhor renovarão as suas forças, subirão com asas como águias; correrão, e não se cansarão; caminharão, e não se fatigarão."

Isaías 40:28 a 31

Dia 25 de setembro de 2008 – quinta-feira

Tive um dia cheio de coisas. Cheguei em casa acabada. Meu paladar está muito alterado.

"O Senhor te abençoará desde Sião, e tu verás o bem de Jerusalém (de tua casa) em todos os dias da tua vida. E virão os filhos de teus filhos, e a paz sobre Israel."

Salmos 128:5 e 6

168   Hepatite C – Eu Venci!

Dia 26 de setembro de 2008 – sexta-feira

Hoje foi como ontem. Preciso descansar urgentemente, só não sei se vou conseguir. À noite tomei a 14ª dose de Eritropoetina.

> "Louvai ao Senhor, porque o Senhor é bom; cantai louvores ao seu nome, porque é agradável."
>
> Salmos 135:3

Dia 27 de setembro de 2008 – sábado

Tive uma noite agitada. Saiu bastante sangue do meu nariz. Acordei cansada e foi muito difícil ficar na aula da pós-graduação o dia todo. O sabor da minha boca está extremamente amargo, metálico e ruim; quanto mais cansada eu estou, pior fica.

> "Louvai ao Senhor porque ele é bom; porque a sua benignidade dura para sempre."
>
> Salmo 136:1

Dia 28 de setembro de 2008 – domingo – Décima sétima semana completa

Só Deus para me sustentar. Sinto desconforto no estômago, paladar, digestão, intestino, dores pelo corpo, cansaço... mental e psicologicamente estou exausta. Tenho dores nas articulações do joelho e realmente meus cílios cresceram neste período de tratamento. O sabor da minha boca continua extremamente amargo, metálico e ruim.

Antes de dormir tomei a 18ª dose de PegIntron.

> "Eu te louvarei de todo o meu coração. No dia em que clamei, me escutaste; e atendeste com força a minha alma."
>
> Salmos 138:1 e 3

Dia 29 de setembro de 2008 – segunda-feira

Acordei bem, só um pouco dolorida nas costas e nas pernas. Foi um dia cansativo; consegui sobreviver. Tive aqueles sintomas básicos de toda semana: dor de cabeça, dores pelo corpo e juntas, paladar alterado, febre, sede, cansaço físico e mental. Não vejo a hora de tudo isso acabar, preciso sentir o sabor dos alimentos novamente. Minha boca fica constantemente amarga, metálica e salgada, sinto vontade de comer pipoca, mas não dá, o desconforto é grande e o sabor fica ruim. Terei de esperar mais um pouco.

> "Senhor, tu me sondas, e me conheces. Tu sabes o meu assentar e o meu levantar; de longe entendes o meu pensamento. Cercas o meu andar, e o meu deitar; e conheces todos os meus caminhos. Não havendo ainda palavra alguma na minha língua, eis que logo, ó Senhor, tudo conheces. Tu me cercaste por detrás e por diante, e puseste sobre mim a tua mão."
>
> Salmos 139:1 a 5

Dia 30 de setembro de 2008 – terça-feira

Que dia cansativo. Tive febre à noite e acordei cheia de dores. Os outros incômodos continuam, mas estou feliz e confiante. Graças a Deus! Ele tem me sustentado, me aberto portas e me dado vigor. Sou muito grata a Ele por tudo que tem feito por mim.

> "Se subir aos céus, lá tu estás; se fizer no inferno minha cama, eis que tu ali estás também. Até ali a tua mão me guiará e a tua destra me susterá. Eu te louvarei, porque de um modo assombroso, e tão maravilhoso fui feito; maravilhosas são as tuas obras, e a minha alma a sabe muito bem."
>
> Salmos 139:8, 10 e 14

Dia 1º de outubro de 2008 – quarta-feira

Hoje eu já estou um pouco melhor. Minhas axilas continuam sensíveis. É só parar a pomada um dia que a coceira volta. A boca não é novidade – estou até cansada de falar e escrever sobre isso. O cabelo continua caindo aos poucos e os meus cílios estão realmente maiores. Mais um dia vencido com a graça de Deus!

Fiz os exames de sangue da 18ª semana, amanhã pego os resultados.

> "Os meus ossos não te foram encobertos, quando no oculto fui feita, e entretecido nas profundezas da terra. Os teus olhos viram o meu corpo ainda informe; e no teu livro todas estas coisas foram escritas; as quais em continuação foram formadas, quando nem ainda uma delas havia."
>
> Salmos 139:15 e 16

Hepatite C – Eu Venci!

Dia 2 de outubro de 2008 – quinta-feira

O dia foi muito parecido com o de ontem.

Peguei meus exames de sangue. A hemoglobina desceu para 10,6 g/dL; os neutrófilos para 1.830; o TGO foi para 32 U/L; o TGP para 23 U/L; o GGT para 25 U/L; e as plaquetas para 202.000; os leucócitos subiram para 2.900. O dr. Giovanni falou que está tudo sob controle, apesar de a anemia ter piorado significativamente. Ele me orientou a não parar de tomar a Eritropoetina até o final do tratamento; além disso, reafirmou que a última injeção de PegIntron e comprimido de Ribavirina devem ser tomados dia 9 de novembro... Glória a Deus!

> "Então romperá a tua luz como a alva, e a tua cura apressadamente brotará, e a tua justiça irá adiante de ti, e a glória do Senhor será a tua retaguarda. Então clamarás, e o Senhor te responderá; gritarás, e ele dirá: Eis-me aqui."
>
> Isaías 58:8 e 9

Dia 3 de outubro de 2008 – sexta-feira

Estou trabalhando e correndo bastante. Isso deve ter influenciado o resultado dos exames na piora da anemia. Apesar disso, não reclamo, pois estou muito feliz com as oportunidades profissionais que estou tendo. Os incômodos continuam, mas tento não dar muita atenção a eles. Fico muito cansada, mas minha família e esposo estão me ajudando bastante.

> "E o Senhor te guiará continuamente, e fartará a tua alma em lugares áridos, e fortificará os teus ossos; e serás como um jardim regado, e como um manancial, cujas águas nunca faltam."
>
> Isaías 58:11

Dia 4 de outubro de 2008 – sábado

Pude descansar um pouco e curtir meu marido. À tarde tomei a 15ª dose de Eritropoetina. Tinha uma noite muito agitada quando tomava o remédio logo antes de dormir. Assim foi melhor.

> "Senhor, a ti clamo, escuta-me; inclina os teus ouvidos à minha voz, quando a ti clamar. Suba a minha oração perante a tua face como incenso, e as minhas mãos levantadas sejam como o sacrifício da tarde. Põe, ó Senhor, uma guarda a minha boca; guarda a porta dos meus lábios."
>
> Salmos 141:1 a 3

Diário de Minha Luta Vitoriosa 171

Dia 5 de outubro de 2008 – domingo – Décima oitava semana completa

Antes de dormir tomei a 19ª dose de PegIntron. Menos uma!

"Ó Senhor, ouve a minha oração, inclina os ouvidos às minhas súplicas; escuta-me segundo a tua verdade, e segundo a tua justiça. Faze-me saber o caminho que devo seguir, porque a ti levanto a minha alma. Ensina-me a fazer a tua vontade, pois és o meu Deus. O teu Espírito é bom; guia-me por terra plana. Vivifica-me, ó Senhor, por amor do teu nome."

Salmos 143:1, 8, 10 e 11

Dia 6 de outubro de 2008 – segunda-feira

Para variar, acordei com o intestino solto. Todas as segundas, terças e quartas-feiras, tenho diarreia. Além disso, minha pele está fina e sensível. A podóloga me perguntou se estou tomando anticoagulante, pois estou sangrando com muita facilidade. Passei o dia sustentada por Deus. No final do dia, Wueislly, Isa, meus pais e eu fomos orar com o nosso pastor, Lamartine Posella, da Igreja Batista Palavra Viva.

"Eu lhe invocarei e tu me responderás; estarás comigo na angústia; de mim não se retirará, e me glorificará. Fartar-me-ás com longura de dias, e me mostrará a tua salvação."

Salmos 91:15 e 16

Dia 7 de outubro de 2008 – terça-feira

Acordei quebrada em razão de a noite eu ter tido febre e dores no corpo. Mesmo assim aguentei firme trabalhar o dia todo e ainda cuidar da casa. Deus tem me dado forças e coragem para enfrentar tudo.

"Bendito o homem que confia no Senhor, e cuja confiança é o Senhor. Porque será como a árvore plantada junto às águas, que estende as suas raízes para o ribeiro, e não receia quando vem o calor, mas a sua folha fica verde; e no ano de sequidão não se afadiga, nem deixa de dar frutos."

Jeremias 17:7 e 8

172 Hepatite C – Eu Venci!

Dia 8 de outubro de 2008 – quarta-feira

Tive febre à noite, mas as dores no corpo melhoraram. A boca ainda continua com sabor metálico e amargo, mas tenho comido melhor. Aguentei firme as atividades do dia. Deus é fiel!

> "Bendito seja o Senhor, minha rocha, que ensina as minhas mãos para a peleja e os meus dedos para a guerra"
>
> Salmo 144:1

Dia 9 de outubro de 2008 – quinta-feira

Estou muito cansada. Minha boca ficou muito salgada e amarga no final do dia. Fazia algum tempo que este sabor não ficava tão intenso. Meu organismo gritou hoje reclamando comigo. Preciso descansar um pouco.

> "Os olhos de todos esperam em ti, e lhes dás o seu mantimento a seu tempo. Abres a tua mão e fartas os desejos de todos os viventes. Perto está de todos os que invocam o seu nome, de todos que o invocam em verdade. Ele cumprirá os desejos dos que o temem; ouvirá o seu clamor, e os salvará. A minha boca falará o louvor do Senhor, e toda a carne louvará o seu santo nome pelos séculos dos séculos e para sempre."
>
> Salmos 145: 15 a 21

Dia 10 de outubro de 2008 – sexta-feira

Acordei ainda com a boca salgada e muito cansada. Percebi que estou retendo um pouco de líquido e estou um pouco inchada. Minha pele está mais fina e sensível; tenho me cortado e machucado com facilidade. A cicatrização está mais lenta.

Estou frágil emocional e fisicamente; chorei no colo do meu marido. O psicológico está cansado de lidar com tantos incômodos e mal-estares. O que me mantém firme, em pé, é a fé e confiança que tenho nas promessas do Senhor. Não me senti só em momento algum; Deus está comigo. Ele é fiel!

> "Porque eu bem sei o pensamento que tenho a vosso respeito, diz o Senhor; pensamentos de paz, e não de mal, para vos dar o fim que esperais. Então

Diário de Minha Luta Vitoriosa   173

me invocareis, e ireis, e orareis a mim, e eu vos ouvirei. E buscar-me-eis, e me achareis, quando me buscardes de todo o vosso coração."

Jeremias 29:11 a 13

Dia 11 de outubro de 2008 – sábado

Confio nesta palavra e sigo firme, olhando para frente.
À tarde tomei a 16ª dose de Eritropoetina.

"Tornarei o teu pranto em alegria, e os consolarei, e lhes darei alegria em lugar de tristeza."

Jeremias 31:13

"Eis que eu trarei a você saúde e cura, e a sararei, e lhe manifestarei abundância de paz e de verdade."

Jeremias 33:6

Dia 12 de outubro de 2008 – domingo – Décima nona semana completa

Antes de dormir tomei a 20ª dose de PegIntron. Falta muito pouco!

"Eis que eu sou o Senhor, o Deus de toda carne; acaso haveria coisa demasiadamente difícil para mim?"

Jeremias 32:27

"Clama a mim, e responder-te-ei, e anunciar-te-ei coisas grandes e firmes que não sabes."

Jeremias 33:3

Dia 13 de outubro de 2008 – segunda-feira

Fui viajar com meus pais. Precisava descansar e sair um pouco da rotina corrida. Estou com anemia e imunodeprimida; preciso me recuperar.

"Confia no Senhor de todo o teu coração, e não te estribes no teu próprio entendimento. Reconhece-o em todos os teus caminhos, e ele endireitará

174   Hepatite C – Eu Venci!

> as tuas veredas. Isto será saúde para o teu âmago, e medula para os teus ossos."
>
> Provérbios 3:5 a 8

Dias 14 a 25 de outubro

Durante este período em que estive viajando com meus pais consegui esquecer o tratamento por alguns momentos. Completei a 20ª semana, tomei a 21ª dose de PegIntron e as 17ª e 18ª doses de Eritropoetina.

Tive as mesmas reações de sempre, mas com menor intensidade. Fui para lugares com o ar mais puro e água mais limpa, o que me ajudou muito na questão do sabor salgado, amargo e metálico na boca. Consegui comer melhor e me senti mais disposta. O que foi ruim foi o fato de que, por serem locais frios, tive rachaduras nas pontas dos dedos e nas mãos; sangravam, doíam e a cicatrização foi bem difícil.

Lidamos bem com os efeitos colaterais e pudemos aproveitar muito a viagem, respeitando os limites do meu organismo, é claro. Esta viagem foi um presente de Deus e dos meus pais para mim.

> "As misericórdias do Senhor são a causa de não sermos consumidos, porque as suas misericórdias não têm fim. Novas são cada manhã, grande é a tua fidelidade. Bom é o Senhor para os que esperam por ele, para a alma que o busca. Bom é ter esperança e aguardar em silêncio a salvação do Senhor."
>
> Lamentações 3:22 a 26

Dia 26 de outubro de 2008 – domingo – Vigésima semana completa

Pude matar um pouco a saudade do meu marido e descansar. Antes de dormir, tomei a 22ª dose de PegIntron. Faltam apenas duas!

> "Porque o Senhor será a minha esperança... A vereda do justo é como a luz da aurora, que vai brilhando mais e mais até ser dia perfeito."
>
> Provérbios 3:26 e 4:18

Dia 27 de outubro de 2008 – segunda-feira

Procurei recuperar o fuso horário e colocar as coisas da casa em ordem. Evitei pensar nas sensações de desidratação, cansaço, febre e dores que estava sentindo.

> "Guardo os mandamentos do Senhor e vivo, escrevo-os na tábua do meu coração... O temor do Senhor é princípio da sabedoria, e o conhecimento do Santo a prudência."
>
> Provérbios 7:2 e 9:10

Dia 28 de outubro de 2008 – terça-feira

Mais um dia com febre, dores e sensações ruins (na boca). Mas, graças a Deus, tenho sido sustentada e tenho recebido muito apoio da minha família e amigos. Além disso, Deus tem me carregado no colo diariamente. À noite tive febre novamente e bebi muito líquido.

> "A bênção do Senhor enriquece; e não acrescenta dores."
>
> Provérbio 10:22

Dia 29 de outubro de 2008 – quarta-feira

Passei o dia melhor, apesar do incômodo na boca, do cansaço e da diarreia. Depois que parar com a medicação, vou iniciar o processo de desintoxicação, destoxificação hepática.

> "O temor do Senhor aumenta os dias... o justo nunca mais será abalado."
>
> Provérbios 10:27 e 30

Dia 30 de outubro de 2008 – quinta-feira

Minha circulação está muito ruim. Sinto muito formigamento nas pernas, pés e braços. Percebi que os membros inferiores estão inchados. Não vou tomar a Eritropoetina esta semana, quanto mais remédios, maior a carga química no organismo. O meu cabelo continua caindo, mas graças a Deus tenho bastante.

176 Hepatite C – Eu Venci!

> "O homem bom cuida bem de si mesmo, mas o cruel prejudica o seu corpo."
>
> Provérbio 11:17

Dia 31 de outubro de 2008 – sexta-feira

Meus machucados estão cicatrizando; ainda bem que não tem feito frio. Sinto cansaço e estou mais impaciente. De resto, foi tudo muito parecido com ontem; a única diferença é que acordei mais inchada, principalmente nos olhos. Quase não tenho comido comida salgada e, quando como, é em pouca quantidade. Sinto-me inchada e retendo líquido.

> "A esperança adiada desfalece o coração, mas o desejo atendido é árvore de vida."
>
> Provérbio 13:12

Dia 1º de novembro de 2008 – sábado

Fiz os exames de hemograma e minha hemoglobina está 11,9 g/dL; o TGO, o GGT e o TGP continuam nos níveis adequados e os glóbulos brancos subiram um pouco. Vou tentar falar com o dr. Giovanni para não tomar mais a Eritropoetina e diminuir a Ribavirina.

> "O coração alegre aformoseia o rosto... a luz dos olhos alegra o coração, a boa notícia fortalece os ossos."
>
> Provérbios 15:13 e 30

Dia 2 de novembro de 2008 – domingo – Vigésima segunda semana completa

Hoje foi um dia muito bom. Estava me sentindo melhor e os incômodos não foram tantos. Tomei a 23ª dose de PegIntron. Falta apenas uma – GLÓRIA A DEUS!

> "Do homem são as preparações do coração, mas do Senhor a resposta da língua. Confia no Senhor as tuas obras, e os teus pensamentos serão estabelecidos."
>
> Provérbios 16:1 e 3

Dia 3 de novembro de 2008 – segunda-feira

Tive bastante dor no corpo à noite, além de um pouco de insônia. De manhã já acordei com o intestino solto.

Meus cílios continuam crescendo, parece que estão cada vez maiores. Os cabelos continuam caindo bastante e o formigamento nos membros inferiores e superiores persiste.

Isso tudo é superável, estou muito animada por esta ser a última semana. Glória a Deus por tudo!

> "O coração do homem planeja o seu caminho, mas o Senhor lhe dirige os passos. Os restos fazem o seu caminho desviar-se do mal; o que guarda o seu caminho preserva a sua alma."
>
> Provérbios 16:9 e 17

Dia 4 de novembro de 2008 – terça-feira

Acordei com muitas dores no corpo e cabeça. Tive febre durante a noite toda. Passei o dia dessa forma, com muitas dores, mas à noite a febre já estava um pouco menor.

> "... o fogo não tinha tido poder algum sobre os seus corpos; nem um só cabelo da sua cabeça se tinha queimado, nem as suas capas se mudaram, nem cheiro de fogo tinha passado sobre eles."
>
> Daniel 3:27

Dia 5 de novembro de 2008 – quarta-feira

Acordei com o intestino solto e ainda com dores pelo corpo. A dor de cabeça e a febre melhoraram bastante, mas é só parar com a pomada e a coceira nas axilas volta com força. Espero que o gosto da minha boca esteja melhor amanhã à noite, pois quero sair para comemorar meu aniversário. Neste último mês meu tom de voz ficou alterado. Fiquei com a voz rouca, parecendo sempre cansada.

> "As palavras suaves são favos de mel, doces para a alma, e saúde para os ossos."
>
> Provérbios 16:24

Dia 6 de novembro de 2008 – quinta-feira – Meu aniversário

Só tenho que agradecer por tudo. Deus tem me sustentado, me dado forças e me ensinado grandes coisas. Cresci muito neste período, como mulher, profissional, mas principalmente como serva de Deus.

Sou muita grata e feliz pelo momento que estou passando. Meu amor por minha família, marido e amigos se multiplicou. Tornei-me uma pessoa com mais compaixão pelo próximo, aprendi a suportar algumas dores e a esperar passar naturalmente. Tive de depender muito do auxílio dos outros e tive de expor minhas dores e dificuldades com humildade. Realmente está sendo um momento de crescimento e aprendizagem. Creio que fiquei fisicamente mais forte, e grandes coisas estão por vir. DEUS É FIEL!

São 30 anos muito felizes! Obrigada, Jesus!

Dia 7 de novembro de 2008 – sexta-feira

Estou contando os dias, aguardando a vitória se confirmar.

Dia 8 de novembro de 2008 – sábado

Tive muita dor de estômago, diarreia e gases. Acho que foi em razão do que eu comi na quinta à noite.

Dia 9 de novembro de 2008 – domingo – Vigésima terceira semana completa

Tomei a 24ª dose de PegIntron. FOI A ÚLTIMA... DEUS É BOM E FIEL! Agora é só aguardar os resultados dos exames que farei na quinta-feira. É só comprovar a vitória, o grande livramento do Senhor na minha vida. Sei que ainda faltam 6 meses de espera para refazer os exames, mas, nesse período, a vitória conquistada se manterá conosco.

> "Não temo: regozijo-me e alegro-me, porque o Senhor fez grandes coisas. Não temo... porque os pastos do deserto reverdecerão, porque o arvoredo dará fruto, a vide e a figueira darão a sua força... regozijo-me e alegro-me no Senhor meu Deus, porque Ele me dará em justa medida a chuva temporã; fará descer a chuva no primeiro mês, a temporã e a serôdia. E as eiras se encherão de trigo, e os lagares transbordarão de mosto e de azeite. E restituir-

me-á os anos que foram consumidos... E comerei abundantemente e me fartarei, e louvarei o nome do Senhor meu Deus, que procedeu para comigo maravilhosamente..."

Joel 2:21 a 26

Dia 11 de novembro de 2008 – terça-feira

Hoje fiz o PCR qualitativo – o exame da 24ª semana. Foi um dia muito importante para mim.

Dia 13 de novembro de 2008 – quinta-feira

Fomos a Botucatu, Wueislly, minha mãe e eu. Fiz os exames todos em jejum, e passei em consulta com a psicóloga e com o médico. A hemoglobina caiu, piorando o quadro de anemia, as plaquetas e os glóbulos brancos diminuíram, prejudicando o sistema imunológico e a cicatrização. O PCR só ficou pronto mais tarde, e, graças a Deus, deu NEGATIVO NOVAMENTE! Ganhei três quilos no primeiro mês de tratamento e tenho mantido o peso.

Até agora meu tratamento foi considerado um sucesso; após o início da medicação todos os PCRs feitos deram negativo. A orientação foi seguir vida normal, prestando atenção na alimentação, sono, descanso, exercício etc. Daqui a três meses farei novos exames e depois devo repeti-los aos seis meses.

E A VIDA SEGUE O SEU RUMO! OBRIGADA, JESUS!

Após a última dose e o final da etapa medicamentosa, pude aproveitar minha família durante as férias e descansar um pouco. Mantive meus cuidados com o corpo, o espírito e a mente, aguardando para fazer os próximos exames solicitados pelo Dr. Giovanni de Faria nas datas já pré-agendadas de 5 fevereiro e 30 de abril de 2009.

Dia 5 de fevereiro de 2009 – quinta-feira

Fomos a Botucatu, meus pais, minha irmã e eu. Fiz novamente todos os exames em jejum, e passei em consulta com o médico. O sistema imunológico está mais forte e a anemia passou. O resultado do PCR-RNA qualitativo foi INDETECTÁVEL! GLÓRIA A DEUS!

180 Hepatite C – Eu Venci!

A única notícia ruim foi que foi detectado que tive uma intensa reabsorção óssea nos dentes e perda de massa óssea no fêmur e coluna. O meu baixo peso pode ter ajudado a acelerar este processo. Agora vou fazer uma alimentação reforçada, com suplementação e exercícios para reverter este quadro e fortalecer meus ossos e organismo. A próxima e última consulta do período de tratamento está marcada para dia 30 de abril de 2009.

Dia 30 de abril de 2009 – quinta-feira

Está completando mais um ciclo em minha vida. Fomos para Botucatu, minha mãe, meu marido e eu. Fiz todos os exames em São Paulo e levei para o dr. Giovanni Faria ver. O resultado do PCR-RNA qualitativo foi NEGATIVO! GLÓRIA A DEUS! O hemograma, plaquetas, TGO, TGP e GGT estavam com valores dentro da normalidade. Agora a recomendação é realizar os exames anualmente durante os cinco primeiros anos para monitorar o fígado. A chance de recidivar o vírus é menor que 1%. Por isso, todos os exames negativos devem ser e serão comemorados.

ESTOU MUITO FELIZ POR TER COMPLETADO COM ÊXITO ESTA ETAPA TÃO IMPORTANTE DA MINHA VIDA!

Capítulo Sete

Recomeço: Lição para Meu Renascer

Passar por este processo foi enriquecedor, mas confesso que o tratamento é muito difícil. Em vários momentos chorei, sofri fisicamente e fiquei abatida. Para vencer este obstáculo que a vida me apresentou, precisei de muita coragem, força, fé, esperança, paciência, sabedoria e amor.

Não teria conseguido se não fosse por Deus, pelo meu esposo maravilhoso, pelo apoio INCONDICIONAL da minha família, pelo suporte de profissionais da saúde, dos amigos e por toda a estrutura que foi montada para que eu passasse por este processo da melhor forma possível.

Faço questão de ressaltar que o paciente em tratamento de hepatite C realmente necessita de apoio físico, mental, psicológico, emocional, espiritual e familiar. É importante receber elogios, carinho, compreensão, atenção e amor. Era muito bom ouvir: "Você tem sido forte nesta caminhada", "Falta pouco, já está acabando", "Você é uma menina de coragem e fé", "Estamos com você nesta luta", "Temos orgulho da forma como você tem enfrentado a situação", "Nós te entendemos", "Nós te perdoamos", "Nós imaginamos o que você está passando"...

Durante este período cresci e evolui muito como ser humano. Sempre fui muito independente e autossuficiente, mas tive de aprender a depender dos outros, pedir ajuda e a precisar contar com os outros. Aprendi a ter a companhia das pessoas, a dividir meu tempo e meu espaço com elas.

Tive de sorrir independentemente das circunstâncias, dar glória a Deus nos momentos mais difíceis e doloridos e, principalmente, pude identificar aquelas pessoas com as quais realmente posso contar sempre.

Em muitos momentos, Deus me encheu de paciência – uma qualidade que até então desconhecia. Aprendi a ter mais tranquilidade durante circunstâncias tão adversas, buscar a paz, respirar fundo, parar, deitar, descansar, evitar exercícios e esforços desnecessários. Tive de fazer as coisas com mais calma, mais devagar, deixando para amanhã o que não conseguia fazer hoje.

Apesar desses aprendizados e conquistas, confesso que este período foi muito difícil mesmo. É um tratamento extremamente desgastante e dolorido em todos os sentidos. Fiquei contando as semanas para chegar ao final. Na medida em que o tratamento ia passando, me sentia cada vez mais cansada e desgastada psicológica e fisicamente. Tinha momentos que sentia meu corpo gritar pedindo socorro por causa das inúmeras sensações desagradáveis e da intensa carga de medicamentos e drogas. Sentia-me seca emocionalmente. Às vezes não estava em condições de dar carinho, atenção e amor a ninguém; precisava mesmo era receber tudo isso.

Algo extremamente interessante foi que, neste momento mais difícil da minha vida até hoje, isto é, durante o tratamento e o pós-tratamento, eu cresci muito profissionalmente. Foi um tempo intenso, cheio de novidades profissionais, oportunidades e portas abertas. Durante esse processo, com tantas agruras físicas e emocionais, pude ser realmente produtiva em todas as áreas da minha vida, enfrentando os desafios e conquistando meu espaço tanto na minha família quanto no meio profissional. Continuei minha pós-graduação em Nutrição Clínica Funcional, comecei a desenvolver este livro e a escrever minha Tese de Conclusão de Curso (TCC), além de iniciar vários projetos com a chef Tatiana Cardoso do restaurante natural *Moinho de Pedra*. Isto mostra mais uma vez quanto o Deus que eu sirvo e creio é fiel; Ele fez haver luz onde parecia haver trevas; levou vida onde parecia haver morte; inundou de água onde parecia só haver sequidão. Vale a pena seguir Este Deus, e confiar Nele sempre.

Neste período de batalha, o meu amor pela minha família e pelo meu esposo se multiplicou tremendamente. Estivemos muito unidos, bem próximos mesmo; eles participaram intensamente de todo o processo. Pude sentir e ver o amor deles todos os dias. Um amor fiel, verdadeiro, puro e incondicional, sem limites. Sou muito feliz e agradecida a Deus pelo meu marido e pelos familiares e amigos que tenho. Agradeço por tudo!

> "Invoquei ao Senhor na angústia; o Senhor me ouviu, e me tirou para um lugar largo"
>
> Salmo 118:5

Recomeço: Lição para Meu Renascer   183

"A nossa alma escapou, como um pássaro do laço do passarinheiro; o laço quebrou-se, e nós escapamos. O nosso socorro está no nome do Senhor, que fez os céus e a terra."

Salmos 124: 7 e 8

"Então a nossa boca se encheu de riso e a nossa língua de cântico; então se dizia entre os gentios: grandes coisas fez o Senhor a estes. Grandes coisas fez o Senhor por nós, pelas quais estamos muito alegres."

Salmos 126:2 e 3

Desejo que todos aqueles que leram este livro possam ter aprendido muito em relação à hepatite C, seu tratamento e a importância da alimentação e da fé em busca de uma vida melhor e da cura. Espero que possam colocar estes conhecimentos em prática para aliviar suas próprias dores e/ou para ajudar a amenizar as dores dos outros, compreendendo melhor o paciente em tratamento, suas dificuldades, sentimentos, necessidades e obstáculos a percorrer.

Anexo Um

Resposta Positiva Sustentada *versus* Cura

Qual a Diferença entre Cura e Resposta Positiva Sustentada na Hepatite C?

Enquanto cura é algo divino, a resposta positiva sustentada é algo que pode ser alcançado por meio do tratamento. Mas nenhum tratamento por si daria resultado sem a bênção de Deus.

Atualmente, muitas pessoas infectadas com hepatite C que realizam o tratamento com Interferon e Ribavirina obtêm sucesso sobre a doença e alcançam a resposta positiva sustentada permanente. De forma simples, isso acontece quando o vírus não é mais detectado pelos exames bioquímicos.

Em relação ao HCV, existe um problema, pois ainda não existem testes precisos que indiquem a presença de um único vírus no organismo. Os exames mais sensíveis necessitam no mínimo de 5 UI/ml para poder realizar a detecção, assim, sempre pode ficar a dúvida sobre se ainda resta algum vírus no organismo e, se existir, será que algum dia ele pode vir a se multiplicar novamente?

Por causa disso, ao final do tratamento, quando o paciente obtém PCR "negativo" ou "indetectável", não se pode ainda falar em resposta sustentada permanente. Neste momento, o melhor termo é que o tratamento conseguiu a "resposta virológica" (diminuição da contagem viral). Para saber realmente se o tratamento obteve sucesso sobre o vírus, será necessário aguardar ainda

186 Hepatite C – Eu Venci!

mais seis meses, quando então será realizado um novo exame que comprove a inexistência do vírus.

Esses seis meses são necessários, pois se trata de um período em que as pesquisas têm demonstrado ser satisfatório para o vírus se reproduzir em quantidade suficiente para ser detectado no exame final. Lamentavelmente, conforme alguns estudos mostram, até 20% dos que terminam o tratamento com PCR indetectável voltam a recidivar (expressar) o vírus e o resultado final será HCV positivo novamente.

O retorno do diagnóstico positivo ou detectável é um choque psicológico muito grande para aqueles que passaram por todo o processo de tratamento. A cada 100 pacientes que completaram o período de seis meses após o tratamento conseguindo a "resposta virológica", um deles volta a sofrer da doença em períodos que, conforme os estudos, variam em até oito anos. Por ser esta uma porcentagem muito pequena e que ainda pode se tratar de uma nova infecção por HCV, devemos comemorar, e muito, a cura nesses pacientes.

O exame de reação em cadeia da polimerase (PCR) realizado seis meses após o final do tratamento quando dá negativo possibilita ao médico classificar este paciente como curado, tendo alcançado a "resposta positiva sustentada". Cabe esclarecer que curar a hepatite C eliminando o vírus do organismo não significa que o paciente voltou a ter um fígado normal, pois o dano existente continua afetando o funcionamento do órgão e poderá levar muitos anos, até décadas, para poder vir a se recuperar das agressões sofridas. Por isso, os cuidados alimentares deverão ser seguidos de forma permanente para auxiliar nesta recuperação e não agredir o fígado ainda mais.

Diversos estudos confirmam que praticamente todos os pacientes que conseguem a cura assim permanecem com o passar dos anos. Os poucos casos em que a infecção "retorna" após o período de seis meses não permitem identificar se o fato é em razão de uma nova infecção ou se realmente foi o vírus da infecção original que reapareceu. A especulação dos cientistas em diversos estudos é a de que os indivíduos que apresentaram uma reinfecção possuíam um comportamento de risco, em especial eram usuários de drogas, o que os colocaria em risco de novas infecções – já que ter sido curado da hepatite C não confere imunidade.

Nas hepatites A e B, por exemplo, a possibilidade de ser infectado novamente quase inexiste, pois uma infecção curada dessas hepatites confere imunidade, tal qual uma vacina. Na hepatite C isso não acontece por se tratar de um vírus mutante com uma variedade de genótipos e subtipos extensa. É normal até encontrar infectados com mais de um genótipo, o que demonstra que foi exposto ao vírus em diversas oportunidades.

Existem alguns indivíduos que não alcançam a resposta sustentada pelo fato de o vírus voltar a se expressar (recidivar) ou por não terem alcançado o resultado de PCR negativo no final do tratamento (resistentes ao tratamento). Para estes casos existe a possibilidade de retratamento.

Apesar desta possibilidade, o paciente pode sentir frustração, revolta, indignação, desenvolvendo até um quadro de depressão. Muitos se sentem resignados e excluídos. Estes indivíduos precisam de muita força e apoio neste momento difícil.

Contudo, o primeiro esforço não foi em vão, pois, durante o tempo do tratamento, o fígado teve a oportunidade de estagnar a doença e isso significa no mínimo "ganhar" tempo, colocando o paciente em um patamar mais tranquilo em relação ao aparecimento de problemas mais graves. Dados mostram que a incidência de câncer de fígado em pacientes que receberam o tratamento com Interferon é uma situação rara de acontecer.

Minha Reação diante da Resposta Positiva Sustentada

Fiquei muito surpresa quando obtive informações de que havia a possibilidade de uma resposta positiva sustentada no tratamento da hepatite C.

Quando recebi o diagnóstico de hepatite C, em 2003, saí do consultório arrasada, mesmo conhecendo Deus e confiando nEle. Não sabia o que pensar porque acreditava que, para a hepatite C, não havia tratamento. Em razão disso, fui buscar mais informações sobre a doença e descobri tudo o que compartilhei com vocês no primeiro livro: *Hepatite C: Minha História de Vida*.

De forma simples, a recuperação do organismo é alcançada quando a carga viral resulta indetectável ao final do tratamento e permanece assim seis meses após o seu término.

Os indivíduos que conseguem ter o exame de PCR indetectável após seis meses do término do tratamento alcançam o sucesso completo no tratamento (resposta virológica sustentada). Isso porque a replicação (multiplicação) do vírus da hepatite C é muito rápida (um trilhão por dia) e, mesmo após o término do tratamento, se algum vírus ainda estivesse agindo no organismo do

188 Hepatite C – Eu Venci!

indivíduo, provavelmente ele teria se replicado em uma quantidade bem acima do detectável pelo exame de PCR (5 UI/ml de sangue) durante os seis meses seguintes ao término do tratamento.

Na resposta indetectável comprovada seis meses após o término do tratamento – Resposta Viral Sustentada (RVS) –, a classe médica tem considerado o paciente como curado, acreditando na eliminação total do vírus. Nestes casos, o fígado não cirrótico estagna e a doença não evolui. Os estudos mostram que não ocorre uma "regeneração" celular dos hepatócitos, mas, sim, a não progressão da fibrose. Alguns pacientes também podem regredir a fibrose quando apresentam RVS.

Por precaução, o paciente deve realizar o teste de PCR durante muitos anos após o final do tratamento, para certificar-se da resposta sustentada.

A cura da hepatite C é considerada quando seis meses após o final do tratamento o PCR qualitativo não consegue detectar o vírus circulando no organismo e assim permanece indefinidamente. É lamentável que ainda não temos um exame que consiga detectar somente uma partícula viral. Os exames mais sensíveis conseguem um resultado positivo com 5 UI/ml, mas sempre vai ficar a dúvida se nada existe ou se podem existir 1, 2, 3 ou 4 partículas virais por mililitro de sangue. A história natural da hepatite C naqueles que conseguiram a cura, quando seguidos por até dez anos, demonstra que 99,8% continuam negativos. Caso tivesse existido uma só partícula viral residual no organismo, com certeza ela teria se multiplicado milhões de vezes nesse período.

Estudos Comprovam a Cura da Hepatite C

Estudo publicado em 2008 no *Journal of Medical Virology* comprova a existência da cura para a hepatite C. Uma equipe coordenada pelo dr. Natsuko Tsuda, do Hospital Nacional de Osaka, no Japão, monitorou pacientes por um período entre 4,4 e 12 anos após a realização do tratamento.

Um grupo de 38 pacientes teve o que eles consideram a resposta virológica à terapia de Interferon. A resposta virológica pode ser definida como a liberação do vírus (negativado ou indetectável) do sangue mantida após seis meses do final do tratamento. Pacientes com resposta virológica são aqueles que eliminaram o vírus do organismo, permanecendo, de forma persistente, negativos ou indetectáveis.

Os pesquisadores também monitoraram outro grupo, este com 37 pacientes, que apresentaram resposta bioquímica após o tratamento. Pacientes com resposta bioquímica são aqueles que normalizam todos os exames de sangue, mas não conseguem eliminar o vírus do organismo, não se tornando "indetectável".

Quatro respondedores virológicos (que eliminaram o vírus, mas não apresentaram normalização bioquímica – exames de sangue alterados) desenvolveram câncer entre seis meses e cinco anos e meio após o tratamento. Os pesquisadores ressalvam que todos esses quatro pacientes apresentavam um elevado dano hepático antes do tratamento.

O vírus (HCV) não foi encontrado no fígado de 15 pacientes do grupo de respondedores virológicos, submetidos a biópsias no período entre seis e 12 anos após o tratamento.

Nas biópsias de todos os participantes do estudo observou-se melhoras significativas no fígado dos respondedores virológicos e melhoras parciais, em menor grau, no grupo de respondedores bioquímicos. Apesar disso, nos dois grupos foram constatadas evidências claras de menor inflamação do fígado.

Os pesquisadores concluíram que os pacientes que conseguem a resposta virológica obtêm realmente a cura da doença e uma notável melhora de seu fígado. Aqueles que não conseguem eliminar o vírus, mas conseguem manter os resultados dos exames de sangue relativos ao fígado em valores próximos ao normal (resposta bioquímica), possuem um prognóstico favorável a longo prazo.

A vitória contra a hepatite C[1]

A medicina comemora a "cura" da doença, que atinge 170 milhões de pessoas em todo o mundo, 3 milhões delas no Brasil.

A ciência finalmente pode dar uma boa notícia aos 170 milhões de portadores de hepatite C existentes no mundo, 3 milhões deles no Brasil. Causada pelo vírus da hepatite C (HCV), a doença tem cura. A ótima novidade vem sustentada por pelo menos dois estudos conduzidos por centros de pesquisa muito respeitados na comunidade científica. Um deles foi realizado por pesquisadores da Virginia Commonwealth University Medical Center, nos Estados Unidos, e da Universidade de Calgary, no Canadá. A conclusão foi possível após o acompanhamento de 989 pacientes que se submeteram ao tratamento-padrão contra a enfermidade, baseado no uso dos medicamen-

---

1 PEREIRA, Cilene. *A vitória contra a hepatite C*. *Revista Isto É*, 1.988, 1 dez 2007.

190   Hepatite C – Eu Venci!

tos Interferon e Ribavirina, eliminaram o vírus do corpo e se mantiveram livres do inimigo mais de sete anos depois do final da terapia. Na avaliação dos pesquisadores, essa evidência é suficiente para validar a utilização da palavra cura. "Ficamos muito felizes porque é raro podermos dizer que um paciente com doença viral está realmente curado", afirmou Mitchell Shiffman, chefe do Departamento de Hepatologia, diretor médico do Centro de Transplante de Fígado da universidade americana e um dos coordenadores do trabalho. "Mas nesse caso podemos afirmar aos portadores de hepatite C que a medicina já consegue livrá-los desse mal", completou. O outro trabalho foi conduzido por cientistas da Universidade Paris II e do Serviço de Hepatologia do Hospital Beaujon, na França. Eles acompanharam 215 pacientes submetidos ao mesmo tratamento durante dez anos. Nesse período, nenhum voltou a apresentar o vírus no sangue. As pesquisas tiveram grande repercussão – e por razões compreensíveis. Descoberto em 1989, o vírus da hepatite C se transformou em um pesadelo de dimensões e desafios assustadores. De acordo com a Organização Mundial de Saúde (OMS), entre 3 milhões e 4 milhões de pessoas são infectadas a cada ano, fundamentalmente por causa do contato com sangue contaminado. Outro problema é que a enfermidade tem evolução lenta e em 70% dos casos não dá sintomas. Portanto, calcula-se que milhões de pessoas sejam portadoras do HCV sem desconfiar disso. Para agravar ainda mais o quadro, oito em cada dez infectados desenvolverão a forma crônica, quando o vírus se estabelece no corpo e pode iniciar a gradual destruição do fígado, levando a doenças sérias como cirrose e câncer hepático. Não é à toa que, segundo a OMS, a hepatite C é a principal causa dessas enfermidades em todo o mundo. E, pelo menos por enquanto, não há vacina contra o HCV.

No Brasil, as pesquisas confirmaram o que os especialistas verificavam na experiência do consultório. O hepatologista Raimundo Paraná, professor de hepatologia da Universidade Federal da Bahia, por exemplo, já atendeu mais de 500 portadores de hepatite C e comemora o fato de muitos estarem livres da doença. "Tenho diversos pacientes curados há mais de dez anos", conta. O médico se recorda de um em especial. Era um jovem que, aos 26 anos, já tinha desenvolvido cirrose e havia perdido o pai para a mesma doença anos antes. "Ele se curou e está bem até hoje", lembra Paraná. O advento da possibilidade de cura só foi possível graças à feliz combinação de Interferon com Ribavirina. O primeiro remédio é uma cópia feita pela engenharia genética de uma substância produzida naturalmente pelo corpo humano para ajudar na defesa contra micro-organismos nocivos. Sua função é fortalecer o sistema imunológico para lutar contra o vírus tipo C e também auxiliá-lo a impedir que o agente se multiplique dentro das células (função de fazer com que o sistema imunológico reconheça o maior número de células infectadas possível). O uso do Interferon foi iniciado em 1990. Em 2002, surgiu uma nova versão, o Interferon Peguilado. Ele trouxe mudanças na sua composição que permitiram uma permanência mais duradoura dentro do corpo – o paciente toma uma dose semanal, contra as três por semana indicadas no

Resposta Positiva Sustentada *versus* Cura 191

caso do Interferon convencional. Isso possibilita que o medicamento esteja disponível dentro do organismo de forma mais constante, tornando contínua a pressão contra o vírus. Já a Ribavirina, introduzida no tratamento em 1996, é tomada diariamente e potencializa os efeitos do Interferon, mas ainda não se sabe exatamente por quais mecanismos ela consegue esse feito.

O fato é que as drogas, juntas, destroem os vírus em 40% a 90% dos casos. Em geral, o tratamento dura um ano. Infelizmente, não são todos os pacientes que conseguem ficar livres da doença. Entre os fatores que reduzem a chance de cura estão consumo de álcool, obesidade, idade superior a 40 anos, longo tempo de infecção e ser do sexo masculino. Também contam a quantidade de vírus presente na circulação sanguínea – quanto maior, pior – e o genótipo (o tipo do material genético do vírus). Há vários deles. No Brasil, os mais comuns são o 1, o 2 e o 3. Porém, estima-se que 75% dos doentes sejam portadores do tipo 1, justamente o mais resistente às drogas.

Outro complicador é a adesão ao tratamento. O Interferon pode causar um baque fenomenal no doente, dependendo do quanto ele for suscetível. O número de plaquetas, fragmentos de célula do sangue que ajudam na coagulação, por exemplo, pode cair muito, deixando o paciente vulnerável a hemorragias. Além disso, pode haver irritabilidade, insônia e até depressão. Porém, um trabalho exemplar realizado no Departamento de Gastroenterologia da Faculdade de Medicina da Universidade Estadual de São Paulo, em Botucatu, interior de São Paulo, mostra que esse obstáculo pode ser superado. Coordenado pelo médico Giovanni Faria, o estudo envolveu 58 pacientes, acompanhados durante 48 semanas. O grupo recebia a medicação, mas também contava com o suporte de uma equipe multidisciplinar composta por psicólogos, nutricionistas e médicos clínicos gerais. "Ao final do tratamento, 52% estavam curados", conta Faria. É um índice alto, obtido muito em razão do apoio que os doentes tiveram ao longo do tratamento. "Essa ajuda impediu que eles interrompessem a terapia", conclui o especialista.

Uma dúvida que perturba os pacientes é saber se, mesmo depois de tanto tempo, o vírus pode voltar. Hoje já se sabe que, se ele não foi mais detectado no sangue após seis meses, a chance de cura é superior a 95%. Isso se tiverem sido usados exames extremamente sensíveis, capazes de detectar a presença de cerca de 50 cópias de genoma viral por mililitro de sangue. Após 12 meses, a chance é superior a 98%. "Quando meu paciente ultrapassa a barreira de um ano sem a detecção do vírus, dou os parabéns. Na medicina não existe o nunca nem o sempre. Mas nesses casos será excepcional se houver uma recaída. Será como ganhar na loteria às avessas em termos de probabilidade", afirma o especialista Paraná. Na experiência obtida até agora, nos pouquíssimos casos nos quais o vírus reapareceu após um longo período, os cientistas especulam sobre o que teria acontecido. As hipóteses mais discutidas – e prováveis – são as de que os pacientes podem ter se infectado novamente ou terem sido submetidos a testes que deram resultados equivocados: os colocaram entre os que haviam respondido positivamente ao tratamento, quando na verdade isso não tinha ocorrido.

192   Hepatite C – Eu Venci!

O próximo passo contra a hepatite C é correr atrás de alternativas para quem ainda não consegue bons resultados com o tratamento disponível. Nesse sentido, também há promessas interessantes. Os laboratórios Schering-Plough, Vertex e Roche, por exemplo, têm resultados promissores com medicamentos que estão desenvolvendo e que atuam sobre enzimas usadas pelo vírus para se multiplicar dentro da célula. A Novartis também está estudando um novo tipo de droga, a ser injetada duas vezes por mês, o que garantiria maior conforto ao doente.

Outro foco de investigação é o estudo da relação entre a hepatite e a diabete tipo 2. A doença acomete 21% dos portadores do HCV contra 12% dos infectados pelo tipo B. Estuda-se por que isso acontece. Uma das hipóteses é a de que o vírus leve o corpo a desenvolver resistência à insulina. Este hormônio abre as células para a entrada da glicose que está no sangue. Em diabéticos, é produzido ou absorvido de forma deficiente. "É importante tratar primeiro o vírus. Pesquisas mostram que a resistência à insulina pode desaparecer após o tratamento", afirma o médico Edison Parise, da Universidade Federal de São Paulo, um dos estudiosos do assunto.

Está definitivamente aceita e comprovada a cura da hepatite C nos pacientes que conseguem estar negativos seis meses após o final do tratamento.[2]

Este estudo foi tema de abertura do 42º Annual Meeting of the European Association for the Study of the Liver – EASL em março, de 2007. Ele afirma que a hepatite C tem cura.

A grande maioria (99%) dos portadores de hepatite C que tiveram sucesso no tratamento, conseguindo a chamada resposta sustentada (PCR negativado) seis meses após o final do tratamento, seja com Peginterferon sozinho ou combinado com a Ribavirina, não apresentou carga viral detectável sete anos depois. Segundo os pesquisadores, os dados permitem o uso da palavra *cura* para este grupo de pacientes.

Os resultados se baseiam em um estudo de longo prazo para determinar se o vírus da hepatite C (HCV) voltou a se replicar em pacientes que atingiram sucesso com o tratamento. Os pesquisadores acompanharam 997 pacientes, tanto infectados apenas pelo vírus da hepatite C quanto coinfectados HCV/HIV, que atingiram resposta virológica sustentada com Interferon ou com Interferon e Ribavirina.

Depois do tratamento bem-sucedido, os pesquisadores monitoraram os níveis de carga viral (utilizando o PCR Qualitativo com sensibilidade de 50 UI/ml) uma vez por ano por uma média de quatro anos – a faixa de acompa-

---

2 Material retirado da *Revista Época* e do *site* do grupo Otimismo (disponível em: <www.hepato.com>).

Resposta Positiva Sustentada *versus* Cura   193

nhamento variou de cinco meses a sete anos. Dos 997 pacientes, 989 mantiveram níveis indetectáveis do vírus. Os oito pacientes restantes apresentaram resultados positivos para o vírus em média dois anos depois de completarem o tratamento. Os pesquisadores não encontraram qualquer traço em comum que explicasse a recidiva nesses pacientes. Eles não conseguiram verificar se eles foram infectados novamente pelo HCV.

Atualmente o protocolo recomenda aguardar seis meses após o final do tratamento para se realizar um novo PCR indetectável e se certificar do sucesso do tratamento. No congresso Digestive Disease Week (DDW), de 2008, foi apresentado um estudo, que também foi publicado na revista *Gastroenterology*, que constatou que as recidivas acontecem em todos os casos nos primeiros três meses, demonstrando não ser necessário aguardar 24 semanas para conhecer o resultado do tratamento.[3]

A cada novo congresso o conhecimento do tratamento avança a passos acelerados. Falta muito pouco para que logo após a primeira aplicação de Interferon Peguilado seja possível determinar se o paciente possui possibilidades de cura. No futuro, um PCR ultrassensível realizado após 24 horas da primeira aplicação poderá responder a essa questão.[4]

Outros estudos mostraram que a resposta rápida (PCR qualitativo indetectável na 4ª semana do tratamento) é um excelente prognóstico para se conseguir a resposta ao final do tratamento em todos os genótipos.[5] Isso ainda não é um resultado válido para se prognosticar a taxa de resposta sustentada (cura), sendo ainda o PCR indetectável realizado na última aplicação de Interferon o melhor resultado para se estimar a possibilidade de cura. Estudos estatísticos comparando os resultados da 4ª semana da 12ª se encontram em andamento e esses poderão definir melhor as possibilidades de cura.

Os pacientes incluídos no estudo são de dez centros diferentes. Os resultados por grupo de pacientes foram os seguintes:

---

3 YANG, S.; LEE J. H.; GWAK, G. Y. et al. HCV RNA at 12 weeks after treatment can predict sustained virologic response in chronic hepatitis C patients treated with pegylated interferon and ribaviron. *Gastroenterology*. 2008;134:A-830.

4 DEVITT, E. J.; BROWNE, J. A.; WALSH, C.; e CROWE, J. P. Very early viral response to treatment of hepatitis C virus (HCV) with Pegylated Interferon and Ribavirin: the first 24 hours. *Gastroenterology*. 2008;134:A-773.

5 POORDAD, F.F.; e KAMBILI, C. Rapid Virologic response to Peginterferon Alfa and Ribavirin treatment of chronic hepatitis C predicts sustained virologic response and relapse. *Gastroenterology*. 2008;134: A-830.

- dos 164 pacientes com transaminases elevadas tratados somente com Interferon Peguilado, somente dois recidivaram o vírus;
- dos 666 pacientes com transaminases elevadas tratados com a combinação de Interferon Peguilado e Ribavirina, somente cinco recidivaram o vírus;
- dos 75 pacientes com transaminases normais tratados com a combinação de Interferon Peguilado e Ribavirina, todos permaneceram com o PCR negativo;
- dos 93 pacientes coinfectados com HIV/HCV tratados somente com Interferon Peguilado ou com a combinação de Interferon Peguilado e Ribavirina, somente 1 recidivou o vírus;
- de acordo com o Centro de Controle de Doenças (CDC, na sigla em inglês), cerca de 4,1 milhões de americanos foram infectados pelo vírus e 3,2 milhões são infectados cronicamente. O número de novas infecções por ano caiu de 240 mil na década de 1980, para 26 mil em 2004 nos Estados Unidos. O CDC estima que o número de mortes ligadas à hepatite C nos Estados Unidos chegue a 38 mil em 2010, ultrapassando os óbitos por AIDS.

Indivíduos Curados da Hepatite C Apresentam Maior Resistência a uma Nova Infecção

A edição de novembro de 2007 da revista *Hepatology* publicou um importante e inédito artigo sobre uma pesquisa pela qual se demonstra que indivíduos curados da hepatite C apresentam uma maior resistência ou imunidade ante uma reinfecção.

Uma equipe de pesquisadores comparou 926 indivíduos negativos na testagem da hepatite C e 506 indivíduos que tiveram a hepatite C curada por um tratamento, sendo que 152 deles apresentaram cura espontânea. O grupo dos pacientes curados era dos que na ocasião do estudo se encontravam negativos ao PCR, mas que pelas fichas do prontuário médico mostravam que se encontravam positivos entre 1992 e 2005, os quais estavam sendo acompanhados por pelo menos cinco anos.

Todos os participantes do estudo (ambos os grupos) eram semelhantes em relação ao risco de infecção, sendo todos eles usuários de drogas injetáveis.

Diversos estudos mostram que na atualidade o uso de drogas injetáveis é responsável por até 90% das novas infecções pela hepatite C.

Os avanços no tratamento conseguem curar mais da metade dos tratados, porém existe a preocupação com o tratamento de pacientes que continuam sendo usuários de drogas por se tratar de indivíduos constantemente expostos a novas infecções com a hepatite C.

Os resultados do estudo mostraram que os indivíduos do grupo que já tinham passado por uma infecção prévia de hepatite C e tinham conseguido a cura espontânea ou pelo tratamento apresentavam quatro vezes menos probabilidades de serem reinfectados, embora estivessem com os mesmos riscos de infecção que os do grupo nunca antes infectado.

Os autores reconhecem algumas limitações no estudo, como o fato de os testes Elisa para detectar os anticorpos terem se tornado mais sensíveis em anos recentes quando comparados com os testes usados em portadores antigamente, nos primeiros anos de estudo, que foi restropectivo. Os autores recomendam, por isso, a necessidade de novos estudos a respeito do tema.

Os autores estimam que exista suporte suficiente para poder se afirmar que uma exposição prévia ao vírus da hepatite C pode conferir proteção, possivelmente de base imunológica, ante uma nova exposição ao vírus. Eles ainda são cautelosos e apresentam duas hipóteses para explicar alguma possível distorção no resultado encontrado: indivíduos que apresentaram cura espontânea estariam geneticamente predispostos para resistir a uma nova reinfecção e aqueles que obtiveram a cura por meio de um tratamento provavelmente estavam tomando maiores cuidados no uso de drogas seguindo uma rotina de uso mais segura.

Outra conclusão do estudo recomenda que deve ser considerado o tratamento dos infectados com hepatite C que continuam fazendo uso de drogas (um grupo que atualmente praticamente não recebe tratamento) já que o resultado do estudo demonstrou que os mesmos passam a ser mais protegidos ante uma reinfecção.

Chances de Alcançar a Resposta Positiva Sustentada

As chances variam um pouco de pessoa para pessoa, pois a resposta ao tratamento depende de vários fatores individuais. Deve-se levar em conta o tipo de vírus, o tempo de infecção, a carga viral, o dano hepático, o posicionamento e

196   Hepatite C – Eu Venci!

comprometimento com o tratamento, o cumprimento das orientações médicas e nutricionais, o apoio familiar, espiritual e psicológico, a alimentação, os hábitos de vida, as características bioquímicas, o sexo, o peso, a idade, enfim uma série de fatores pode influir na resposta ao tratamento.

O genótipo 1 era o mais comum e também era o que se mostrava mais resistente ao tratamento. Das pessoas com este genótipo tratadas com Interferon Peguilado e Ribavirina, 42% delas têm alcançado a resposta positiva sustentada.

Das pessoas diagnosticadas com os genótipos 2 e 3, tratadas com os mesmos medicamentos, 80% delas têm alcançado a cura. Atualmente o genótipo tipo 3a é o mais encontrado no Brasil e o tipo 2 é o que responde melhor ao tratamento.

O porcentual restante de cada grupo (58% com o genótipo 1 e 20% com os genótipos 2 e 3) compreende os não respondedores ao Interferon e os replicantes. O primeiro grupo são aqueles pacientes que não respondem ao tratamento e, portanto, não chegam a zerar a carga viral em nenhum momento do período de aplicação do medicamento; o segundo grupo são os replicantes, aqueles que conseguiram obter nos exames de PCR durante o tratamento o resultado indetectável, porém, ao término do tratamento, o vírus voltou a se multiplicar, até se tornar detectável novamente. Como já foi dito anteriormente, para estes dois grupos, os não respondedores e os replicantes, existe a possibilidade do retratamento.

As Possibilidades de Resposta Positiva Sustentada

No tratamento do genótipo 1 com Interferon Peguilado podemos fazer a seguinte conta:

De cada 100 pacientes que entram em tratamento, entre 10 e 13 devem interromper o tratamento pelos efeitos adversos.

De cada 100 pacientes que entram em tratamento, entre 20 e 30 não conseguiram eliminar a carga viral na 12ª semana do tratamento ou pelo menos ter reduzido 2 log, devendo interromper o tratamento.

Assim, de cada grupo inicial de 100 em tratamento, entre 60 e 70 pacientes conseguirão completar as 48 semanas de tratamento, estando negativos ao seu final.

Mas entre o final do tratamento e seis meses depois, entre 20 e 35 desses pacientes que completaram as 48 semanas recidivarão o vírus (o vírus retorna).

Como resultado, o total dos infectados com o genótipo 1 que consegue efetivamente o sucesso é de 40 pacientes a cada 100 que começam o tratamento.

No caso dos genótipos 2 e 3, os dados são diferentes. A possibilidade de resposta positiva sustentada quando utilizado o Interferon Peguilado é de 70% a 75% para o genótipo 3 e de 80% a 90% para o genótipo 2.

A Resposta ao Tratamento da Hepatite C Pode Variar Conforme o Genótipo, o Peso e o Grau de Fibrose

Um estudo realizado no Canadá em pacientes que não haviam se tratado ainda e receberam pela primeira vez tratamento utilizando Interferon Peguilado Alfa-2b (PegIntron) mais Ribavirina, ambos em dosagens em função do peso do paciente apresentou informações importantes.

O estudo denominado Power (PegIntron Prospective Optimal Weight-based Dosing Response) avaliou 2.194 pacientes tratados em 160 clínicas do Canadá. Todos os pacientes receberam 1,5 mcg/kg/semana de PegIntron combinado com a Ribavirina (800 – 1.200 mg/dia). Cumprindo o protocolo, os pacientes com genótipo 1 foram tratados por 48 semanas e os pacientes com genótipos 2 ou 3, por 24 semanas. A resposta sustentada era definida como o PCR qualitativo negativo após 24 semanas do final do tratamento. Todos os resultados foram então avaliados em grupos pelo peso do paciente, o genótipo e o grau de fibrose existente.

A maioria dos pacientes tinha o genótipo 1 (57%). O restante apresentava infecção com o genótipo 2 (17%) e 3 (23%). Outros genótipos, como os do tipo 4 ou 6, representavam 2% dos pacientes e 1% não tinha a identificação do genótipo. A distribuição dos genótipos era semelhante em todas as faixas de peso.

Em maio de 2006, 1.476 pacientes já tinham realizado o PCR qualitativo seis meses após o término do tratamento. Nestes exames estavam incluídos todos os pacientes, inclusive os que tiveram de interromper o tratamento por falta de resposta ou aqueles que tiveram uma menor aderência.

Os resultados mostram que a resposta sustentada foi de 62% para os pacientes até 50 kg, de 65% para os que possuíam entre 50 kg e 64 kg; de 61% para os que se encontravam ente 64 kg e 75 kg; de 59% para os que se encontravam entre 75 kg e 85 kg; e de 65% para os acima de 85 kg. Os autores con-

198   Hepatite C – Eu Venci!

cluem que o peso do paciente não influencia na resposta terapêutica quando o tratamento é realizado com PegIntron dosificado em função do peso corporal.

Em relação ao grau de fibrose (medida pela Escala Metavir) existente antes do tratamento, os pesquisadores informam que esta altera de forma direta a possibilidade de sucesso no tratamento. Um total de 815 pacientes foram biopsiados e acompanhados, obtendo-se o seguinte resultado: os pacientes com fibrose F1 ou F0 obtiveram 74% de resposta sustentada; nos pacientes com fibrose F2, a resposta foi de 64%; nos pacientes com fibrose F3, a resposta foi de 41%; e, nos pacientes com fibrose F4 (cirrose), a resposta conseguida foi de 38%.

Em relação ao genótipo, a resposta sustentada encontrada no total dos pacientes foi de 49% no genótipo 1; de 86% no genótipo 2 e de 79% no genótipo 3.

A replicação do vírus em pacientes que no final do tratamento se encontravam com resultado indetectável e não conseguiram um resultado negativo no PCR realizado 24 semanas após o final do tratamento foi observada em 11,2% deles.

Carga Viral abaixo de 400.000 Parece Ser Excelente Prognóstico de Cura da Hepatite C

A carga viral na hepatite C tem por função monitorar o tratamento (não parece ser um indicativo para se avaliar a gravidade da doença). Ela parece servir como um valor prognóstico sobre a possibilidade de sucesso com o tratamento, para poder calcular a duração do tratamento e, ainda, calcular a possibilidade de replicação do vírus após o término do tratamento.

Até recentemente se estimava que o valor de 800.000 UI/ML era o limite para definir um paciente com carga viral alta ou baixa. Mas novos estudos mostraram que este não é um valor confiável para decidir sobre o tratamento e estimar a possibilidade de sucesso.

Um estudo realizado na Alemanha e apresentado no 57° American Association for the Study of Liver Diseases (AASLD) demonstra que a carga viral não somente pode mostrar a possibilidade de sucesso com o tratamento como também pode estimar antecipadamente qual será a possibilidade de replicação do vírus em determinado paciente.

Foram avaliados 455 pacientes de 13 centros médicos da Alemanha, todos infectados com o genótipo 1 e que foram tratados com Pegasys 180 mcg

Resposta Positiva Sustentada *versus* Cura 199

por semana e 800 mg por dia de Ribavirina. Destes, 230 pacientes foram tratados por 48 semanas; e 225, por 72 semanas.

Os pacientes com carga viral antes do tratamento abaixo de 400.000 UI/ML conseguiram uma resposta sustentada de 70% e os que apresentavam uma carga viral acima de 400.000 UI/ML antes do tratamento conseguiram uma resposta sustentada de 46%.

Se fosse usado o critério anterior para identificar pacientes com baixa ou alta carga viral utilizando-se 800.000 UI/ML, os que se encontravam abaixo deste valor conseguiram 58% de resposta sustentada contra 45% dos que se encontravam acima dele.

Analisando os pacientes tratados por 72 semanas, o valor da carga viral de 400.000 UI/ML servia perfeitamente como valor prognóstico – já que 66% dos que se encontravam abaixo dela conseguiram a resposta sustentada contra 48% dos que se encontrava acima. Ao se utilizar o valor da carga viral de 800.000 UI/ML, esses mesmos porcentuais eram de 57% e de 48%.

Em relação ao número de pacientes que recidivam o vírus após acabar o tratamento negativado, as diferenças são ainda maiores. No grupo de 400.000 UI/ML tratado por 72 semanas, a recidiva foi observada em 6% dos que se encontravam abaixo da carga viral e em 29% dos que se encontravam acima. Ao se considerar uma carga viral de 800.000 UI/ML como limite, a recidiva era de 17% nos que estavam abaixo do valor e de 29% nos que estavam acima dele.

No grupo de 800.000 UI/ML tratado por 48 semanas, a recidiva foi observada em 15% dos que se encontravam abaixo da carga viral e em 36% dos que se encontravam acima. Ao se considerar uma carga viral de 800.000 UI/ML como limite, a replicação era de 24% nos que estavam abaixo do valor e de 36% nos que estavam acima dele.

Os autores concluíram que, em relação à carga viral, o valor de 400.000 UI/ML possui um poder estatístico muito superior para prognosticar a possibilidade de cura de um paciente e, ainda, estimar a possibilidade de replicação do vírus após um tratamento aparentemente bem-sucedido nos pacientes infectados com o genótipo 1 do vírus da hepatite C.

Nos diversos estudos apresentados no congresso Digestive Disease Week (DDW), em 2008, ficou completamente aceito que os principais fatores que podem predizer um prognóstico de resposta com menores possibilidades no tratamento da hepatite C são a carga viral acima de 400.000 IU/ML, o sexo masculino, a cor de pele não branca e a presença de cirroses e de esteatoses.

Nível da Transaminase Parece não Alterar a Resposta ao Tratamento na Hepatite C

A revista médica *Journal of the College of Physicians and Surgeons Pakistan* publicou um estudo realizado no Paquistão no qual pesquisou a cura (resposta negativa sustentada seis meses após o final do tratamento) da hepatite C em pacientes tratados com Interferon convencional Alfa 2-a, Ribavirina e que apresentavam níveis normais ou altos da transaminases ALT/TGP.

Foram observados ao todo 70 pacientes, dos quais um grupo de 25 tinham transaminases normais e o outro grupo possuía transaminases em níveis acima de uma vez o valor máximo considerado normal (acima de 100%). Deste total, 63 pacientes completaram o tratamento. Sendo que destes, 36 pacientes possuíam o genótipo 3; 7 o genótipo 2; 5 o genótipo 1; 1 o genótipo 4; e 1 o genótipo 5.

Foram excluídos os pacientes com outras doenças crônicas no fígado, como hepatite alcoólica, por medicamentos, autoimune, hemocromatoses ou já com cirroses. Nenhum dos pacientes era coinfectado com o HIV/HCV ou com a hepatite B. O dano hepático foi calculado por biópsia utilizando a escala Knodell e, em ambos os grupos, os resultados eram similares, em média uma pontuação de 6.0.

A resposta sustentada não apresentou diferença significativa entre os dois grupos de pacientes. Do total de 63 pacientes que completaram o tratamento, 35 conseguiram a resposta sustentada, representando 55,6% de cura terapêutica. Quando comparados os grupos pelo nível de transaminases, foi observado que no grupo com transaminases normais 59% deles se encontravam curados e no grupo com transaminases elevadas o porcentual de curados era de 53,6%.

Os autores concluíram que pacientes com níveis de transaminases ALT/TGP elevadas respondem igualmente ao tratamento que os pacientes com transaminases normais.

Complicações Que Podem Ocorrer Após a Infecção, Cura Espontânea e Cura Pós-Tratamento

Muitos estudos têm mostrado que a cura da hepatite C já pode ser aceita como definitiva, sustentada e permanente. Estes estudos acompanharam pacientes tratados que seis meses após o término do tratamento permaneceram

Resposta Positiva Sustentada *versus* Cura 201

com PCR negativo. Foi observado que praticamente todos eles continuavam negativos após cinco, seis, sete ou mais anos e, ainda, viu-se melhoras significativas em praticamente todos os indicadores utilizados para avaliar a doença (TGP, TGP, GGT etc.).

Um estudo, HENCORE, publicado no *Journal of Viral Hepatitis*, em 2007, realizado em oito centros especializados da Europa, incluiu 1.641 pacientes admitidos com HCV entre os anos de 1996 e 1997. Entre cinco e sete anos após a entrada no hospital, eles foram reavaliados com o objetivo de se observar a evolução de cada um deles. Os resultados mostraram que:

a) 93% dos que apresentaram cura espontânea ou que a obtiveram por meio do tratamento permaneciam negativos, o que foi considerado a cura desses pacientes;

b) entre os pacientes curados pelo tratamento com Interferon e Ribavirina foi observado que somente 2,3% desenvolveram complicações hepáticas durante o tempo do estudo. Já entre os não respondedores ao tratamento, o porcentual dos que evoluíram para complicações no fígado foi de 31%.

Outro estudo publicado em 2007 no *World Journal Gastroenterology* mostrou dados novos sobre os indivíduos que conseguem eliminar o vírus espontaneamente durante os primeiros seis meses após ter acontecido a infecção. A pesquisa indica que indivíduos com maior atividade humoral em relação ao vírus da hepatite C eram aqueles mais jovens e usuários de drogas injetáveis. Segundo os autores, isso pode estar relacionado ao fato de que eles podem ter tido infecções com as hepatites A e B, as quais poderiam ocasionar um combate favorável à eliminação do vírus da hepatite C em uma reação natural do organismo.

Do ponto de vista científico, isso pode ser uma nova linha de pesquisa no sentido de se encontrar formas efetivas de prevenção da hepatite C, como, por exemplo, o desenvolvimento de uma vacina eficiente.

Ao realizar análises estatísticas foi observado que a idade em que aconteceu a infecção é um fator importante na progressão da doença para quadros de descompensação e câncer no fígado. Pessoas que se infectaram na fase adulta, acima dos 40 anos de idade, apresentaram os quadros mais acelerados de progressão da doença.

Monitoramento Pós-Sucesso no Tratamento

Após o término do tratamento, no qual o paciente obtém a resposta positiva sustentada, de acordo com o protocolo médico os pacientes são aconselhados a realizar uma nova biópsia para verificar as condições hepáticas. É importante ver o grau de fibrose atual do paciente, pois pode ter regredido durante o tratamento. A partir do resultado, o médico vai estabelecer a conduta a ser seguida com paciente.

Se o grau de fibrose for elevado, acima de F2, recomenda-se um monitoramento mais frequente com exames periódicos. Caso contrário, os exames devem ser feitos anualmente, pelo menos durante os cinco primeiros anos após o tratamento.

As chances de recidivar o vírus neste período pós-tratamento, no qual se obteve a resposta positiva sustentada, são menores que 1%. Por isso, cada exame de PCR-RNA HCV negativo deve ser comemorado!

Anexo Dois

Gráficos e Ilustrações da Hepatite C no Mundo

Diagnóstico baseado na elevação das transaminases, presença de antiVHC e ARNVHC no soro e critérios de hepatite crônica na biópsia.
Testar **genótipo e carga viral.**

Genótipos 1, 4 e 5:
Iniciar terapêutica com PEGIFN alfa 2a na dose de 180ug por semana ou pEGIFN alfa 2b na dose de 1,5 UG/KG por semana em combinação com ribavirina oral na dose de 100 mg dia se peso corporal inferior a 75 kg ou 1200mg dia se superior a 75 kg, dividido em duas tomas.

Genótipos 2 ou 3:
Iniciar terapêutica com PEGIFN alfa 2a na dose de 180 ug por semana ou PEGIFN alfa 2b na dose de 1,5 UG/KG por semana associado a 800mg de ribavirina diárias, divididas em duas doses.

Todos os doentes:
Avaliar sintomas, aminotransferases e hemograma na semana 1, 2 e 3 depois de 4 em 4 ou de 8 em 8 semanas.

Genótipo 1:
Avaliar carga viral na 12ª semanas. Se ARNVHO negativo ou descida superior ou igual a 2log10, continuar a terapêutica durante 48 semanas. Se ARNVHC apresentar descida inferior a 2log10 suspender a terapêutica.

Genótipos 2 ou 3:
Avaliar o ARNVHC apenas no final da terapêutica, na 24ª semanas.

Todos os doentes: Testar ARNVHC no final do tratamento.
Avaliar as aminotransferases com dois a seis meses de intervalo, após terminação do tratamento.
Reavaliar ARNVHC aos seis meses. Se negativo, existe resposta viral sustentada. São raras as recidivas nestes doentes.

Gráfico 1 Algoritmo para tratamento.

Fonte: Adaptado de: *Chronic hepatitis C: current disease management.*76.

204 Hepatite C – Eu Venci!

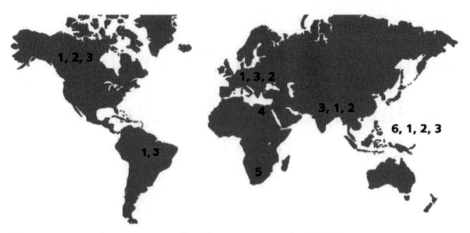

Figura 1. Distribuição geográfica dos genótipos do HCV.

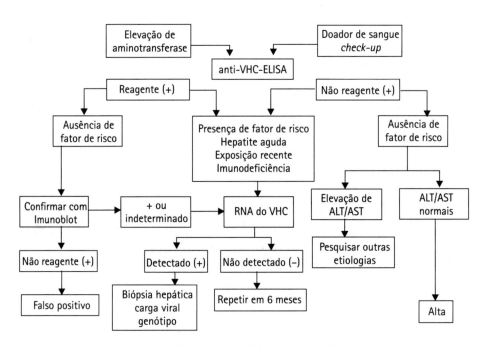

Gráfico 2. Algoritmo para confirmação diagnóstica de hepatite C.

Fonte: SCHIFF, E. R.; MEDINA, M.; e KAHN, R. S. New perspectives in the diagnosis of hepatitis C. *Seminars in Liver Diseases 19* (suppl. 1):3-15, 1999.

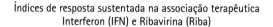

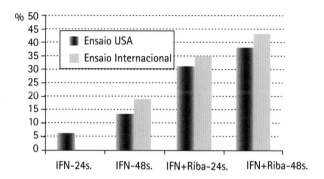

Gráfico 3. Resultados dos dois ensaios terapêuticos com total de 1.744 casos de hepatite C crônica estudados.

Fontes: Mchutchison, J.G.; GORDON, S. C.; SCHIFF, E.R.; SHIFFMAN, M.L.; LEE, W. M.; RUSTGI, V. K.; GOODMAN, Z. D.; LING, M. H.; CORT, S.; e ALBRECHT, J. K. Interferon Alfa-2B alone or in combination with Ribavirin as initial treatment for chronic hepatitis C. *New England Journal of Medicine*, 339:1485-1492, 1998.

POYNARD, T.; MARCELLIN, P.; e LEE, S. S. Randomised trial of interferon Alfa-2B plus Ribavirin for 48 weeks or for 24 weeks *versus* Interferon Alfa-2B plus placebo for 48 weeks for treatment of chronic infection with hepatitis C virus. *Lancet*, 352:1426-1432, 1998.

Genótipo	HVC-RNA Pré-tratamento	IFN + Placebo (24 semanas) (%)	IFN + Ribavirina (24 semanas) (%)	IFN + Placebo (48 semanas) (%)	IFN + Ribavirina (48 semanas) (%)
Não-1	$\leq 2 \times 10^6$	25	61	36	64
Não-1	$\geq 2 \times 10^6$	11	62	26	60
1	$\leq 2 \times 10^6$	4	32	25	33
1	$\geq 2 \times 10^6$	0,8	10	3	27

Tabela 1. Resposta terapêutica sustentada e sua relação com genótipo e carga viral.

Fonte: MCHUTCHISON, J.G.; e POYNARD, T. Combination therapy with interferon plus Ribavirin for the initial treatment of chronic hepatitis C. *Seminars in Liver Diseases* (suppl. 1):47-65, 1999.

Visão do Médico

Em meados de março de 2008, a Natalia procurou-me no ambulatório de hepatites virais da Faculdade de Medicina de Botucatu, cujo serviço eu coordeno. O motivo desta consulta era avaliar a necessidade de tratamento da hepatite crônica C, uma vez que ela sabia ser portadora há cerca de 5 anos.

Era visível sua ansiedade diante da possibilidade da indicação do tratamento, em razão do temor dos possíveis para-efeitos das medicações anti-virais. Também a incomodava o saber da existência de um vírus em seu organismo e o conhecimento de que este estado de portar o vírus poderia fazer com que seu fígado evoluísse para uma doença potencialmente letal.

Bom, a Natalia, com 29 anos, 41,8 quilos e 1,64 m de altura, com histórico de ter recebido transfusão sanguínea no primeiro ano de vida, portanto com 29 anos de infecção pelo vírus C, apresentava um exame de biópsia hepática que revelava um discreto processo inflamatório e alguns finos septos de fibrose que partiam de alguns espaços porta e avançavam delicadamente para o compartimento lobular, caracterizando, portanto, um estádio da fibrose pela classificação METAVIR igual a 2.

Analisando o caso, a Natalia apresentava vários fatores preditivos de resposta virológica sustentada. Paciente do sexo feminino, jovem, ausência de fibrose avançada, baixo IMC (índice de massa corpórea), genótipo 3a, ausência de resistência insulínica. Em razão do estádio da fibrose, indubitavelmente existia a indicação de tratamento. Nesta ocasião, o nosso serviço dispunha de Interferon peguilado para o tratamento de genótipo 3a. Desta forma, colocando todos os prós e contras em uma balança, e a plena indicação da necessidade de tratar, o peso maior foi para os fatores prós tratamento. O receio dos efeitos colaterais foi superado pela enorme viabilidade de obter a resposta virológica, com o uso do Interferon peguilado e a ribavirina.

208   Hepatite C – Eu Venci!

No dia 1º de junho de 2008, iniciamos o tratamento. Logo após a primeira dose apresentou sintomas "influenza like" (sintomas gripais), entretanto nas doses subsequentes este efeito foi diminuindo. Na 4ª semana de tratamento, o RNA do VHC foi indetectável no soro, ou seja caracterizando-a como respondedora rápida, cuja tradução clínica é uma alta probabilidade de cura. Obviamente, este resultado motiva e muito a aderência ao tratamento.

Na 12ª semana de tratamento, o vírus continuava indetectável, e a Natalia apresentava queixas de alteração do paladar, entretanto estava com 43,3 quilos, tinha aumentado o peso em 1,5 quilos. Segundo a paciente, uma dieta apropriada fez com que ela atenuasse alguns sintomas associados a alguns distúrbios do paladar que a acometiam, motivando contato via telefone por várias vezes. Outro fato foi a redução da dose da ribavirina para 3 comprimidos ao dia (dose de 17,4mg/Kg) na 8ª semana de tratamento, fato este que não comprometia os resultados em razão da dose diária estar acima de 15mg/Kg/dia. A paciente fez uso também de eritropoetina em razão da queda da hemoglobina, para reverter o quadro de anemia em que se encontrava. O tratamento prosseguiu até o dia 13 de novembro de 2008, nas consultas durante o tratamento, a Natalia sempre estava acompanhada pela família, e era notória a atenção e cuidado que seus familiares dispensavam a ela. Reforço que este apoio sempre é importante, ora fundamental, para a aderência do paciente ao tratamento.

A Natalia retorna posteriormente para realizar os exames pós tratamento, e o vírus continua não detectável após 24 semanas do término do tratamento, caracterizando, portanto, a resposta virológica sustentada, ou seja, a cura.

Dr. Giovanni Faria Silva
Professor Doutor da disciplina de Gastroenterologia
Clínica do Departamento de Clínica Médica da Universidade
Estadual Paulista Júlio de Mesquita Filho (Unesp de Botucatu).
É também coordenador do ambulatório de hepatites virais e
coordenador do ambulatório de transplante hepático e
de nódulos hepáticos da Faculdade de Medicina de Botucatu/Unesp.

Visão da Psicóloga

Este texto é uma análise emocional e comportamental da visão da psicóloga que acompanhou todo meu tratamento.

É importante notar as variações emocionais pelas quais passei e que foram anotadas por ela e que refletem perfeitamente reações físicas e emocionais que podem acontecer com portadores de hepatite C em tratamento.

"Falei pela primeira vez com Natalia por telefone. A ligação foi feita poucos dias antes da data agendada para o início do tratamento antirretroviral. Marcamos um horário para conversarmos no dia 29 de maio de 2008, quando realizei o convite para que colaborasse respondendo a um questionário, o qual faz parte da minha dissertação de mestrado.

Na manhã de 29 de maio de 2008, Natalia compareceu ao ambulatório com seus familiares. Eles também foram ouvidos e orientados, na presença de Natalia, antes da entrevista propriamente dita. Na ocasião ela estava ótima, com excelente qualidade de vida, seguindo sua vida como habitualmente. Foi percebida apenas a ansiedade, típica em um momento como esse. Como Natalia relata, suas principais preocupações estavam direcionadas para as consequências que o tratamento antirretroviral poderiam trazer para sua vida, especialmente no seu desempenho físico.

A segunda entrevista que fazia parte do seguimento proposto – e meu segundo encontro com Natalia – foi realizado no dia 21 de agosto de 2008. Natalia relatava efeitos colaterais que estavam alterando principalmente seu funcionamento corporal, e que (felizmente ainda) estavam dentro de um limite considerado, digamos, esperado. Nesse momento, Natalia apresentava sinais de certo desgaste emocional em razão das limitações impostas pelo tratamento, sendo essa reação compreensível se tivermos em mente o contexto que ela vivenciava. Nessa data, Natalia solicitou entrevista com seus pais, po-

210   Hepatite C – Eu Venci!

rém não foi trazida/percebida claramente uma demanda, de forma que foi feito o reforço de minha disponibilidade para eventuais questões relacionadas ao enfrentamento do tratamento, que estava no terceiro mês.

No mês de outubro, nos comunicamos via *e-mail*, em que solicitou atestados à Equipe, pois se sentia desgastada por causa do tratamento e estava sobrecarregada pelos seus afazeres nesse período. O atestado foi enviado e Natalia pôde ainda viajar nesse intervalo, algo considerado importante para que ela lidasse com o tratamento, como será dito mais adiante.

Em 13 de novembro de 2008, realizamos nossa terceira e última entrevista de acordo com o seguimento proposto; esse direcionado exclusivamente para investigação de sua qualidade de vida e presença de transtornos mentais. Natalia havia tomado a última dose da medicação. Apresentava-se melhor do que no terceiro mês, muito provavelmente pelo fato de estar mais (bem) adaptada às situações vivenciadas e certamente com o fim do tratamento. Era perceptível a alegria por tê-lo concluído, muito embora também fosse evidente seu desgaste emocional. Mas, apesar disso, verbalizava com otimismo o desejo de retomar suas atividades com o empenho de antes.

A realização do tratamento antirretroviral de Natalia ocorreu em um momento em que as suas circunstâncias de vida foram facilitadoras. A decisão foi tomada em conjunto com seus familiares e após a consulta com diversos profissionais renomados e de sua confiança, ou seja, foi algo cuidadosamente planejado. Esse aspecto é extremamente importante, pois Natalia se preparou para realizar um investimento que seria o tratamento. Podemos perceber isso quando Natalia relata que suas oportunidades de trabalho foram se restringindo e dessa forma teve mais tempo – e por que não considerar mais disponibilidade interna e externa – para se dedicar aos estudos sobre a hepatite C e nutrição funcional, atividades diretamente relacionadas com o momento que atravessava, e também para a realização do autocuidado de forma mais intensa.

O início do tratamento trouxe dificuldades que podem fazer parte desse período, pois foi preciso tempo para que ela pudesse se apropriar das mudanças decorrentes dos efeitos colaterais e de suas consequências para seu corpo, e aos poucos lidar com elas da melhor maneira possível.

Estratégias de enfrentamento são "esforços cognitivos e comportamentais, que mudam constantemente, para manejar (enfrentar) exigências extremas e/ou externas específicas, que ameaçam ou ultrapassam os recursos do indivíduo" (Folkman e Lazarus, 1984, apud Ramos-Cerqueira, 2000). Pode ser considerado um processo que tem como finalidade diminuir o impacto de algo sobre o bem-estar da pessoa e que tem duas modalidades principais: o enfrentamento focado no problema, em que o indivíduo busca modificar a situação causadora do estresse, de forma ativa, para "reassumir o controle" de sua situação e conseguir torná-la mais tolerável dentro de seus limites, e o enfrentamento orientado para a emoção, em que a pessoa procura intervir na reação emocional diante do estressor, com o objetivo de reduzir seu impacto. As diferentes maneiras desta modalidade são: a busca de apoio, de suporte social, de práticas religiosas e de distração.

Natalia agiu de acordo com o enfrentamento focado no problema quando procurava uma solução para aliviar o gosto amargo em sua boca, até que sua amiga Cris lhe indicou o uso de Malvina, para ficar em apenas um exemplo.

Natalia também fez uso constante do enfrentamento orientado para a emoção e pode-se afirmar que isso foi muito importante para sua adesão ao tratamento, o que atualmente é considerado um dos principais fatores para a realização adequada do tratamento antirretroviral para a hepatite C.

O apego à religiosidade é algo marcante na fala de Natalia, e foi determinante na realização do tratamento, talvez mesmo o recurso de que mais lançou mão. Sua fé foi imprescindível por tê-la auxiliado a seguir em frente mesmo nos momentos mais difíceis, como quando se deparava com a queda dos seus cabelos, sentia de forma mais intensa os efeitos colaterais que lhe causavam mal-estar ou dores, ou com o desgaste decorrente do passar do tempo. Nesses momentos, Natalia (re)afirmava sua confiança em Deus e (re)assegurava sua certeza de que poderia enfrentar as situações, vindo a ser bem-sucedida.

Sabe-se que a religiosidade pode ter impacto positivo na saúde mental das pessoas, podendo promover bem-estar psicológico. Atualmente, considera-se que seguir uma religião pode fazer com que as pessoas tenham menos comportamentos destrutivos, como ingerir álcool (de forma excessiva), o que é particularmente importante em se tratando de uma doença hepática. Considerando que a cognição pode influenciar estados fisiológicos, como, por exemplo, o sistema imunológico, a religião tem papel valioso nesse sentido. Existem indícios ainda da associação entre a religiosidade e a qualidade de vida.

O apoio social que Natalia recebeu também merece destaque. Sua família esteve bastante envolvida em seu processo, especialmente sua mãe, pai, irmã e seu esposo. Familiares ofereceram o que é conhecido como apoio instrumental, atuando como suporte nas questões práticas (o que impediu Natalia de se

212 Hepatite C – Eu Venci!

sobrecarregar), e também estiveram presentes por meio do oferecimento de apoio emocional, o que fica claro quando Natalia menciona o fato de se sentir amada e apoiada em diversas situações que demandavam isso de forma direta ou não. Esse suporte lhe propiciou sentimento de segurança e proteção. O apoio informativo também foi oferecido por Cris, por exemplo, e pelos profissionais da saúde.

A busca de distração ocorreu principalmente nas (cinco) viagens realizadas durante o tratamento. É evidente em sua fala a percepção da melhora em seu estado emocional e mesmo na intensidade dos efeitos colaterais nessas ocasiões, o que parece bastante interessante e reforça o valor dessa estratégia. O fato de sair da rotina, de ocupar-se de algo novo, belo, na companhia de pessoas que lhe são caras permitiu o alívio e a recomposição de forças para que pudesse seguir adiante.

Em relação aos efeitos colaterais do uso da medicação antirretroviral vivenciados por Natalia, o que trouxe mais dificuldades foi a alteração do seu paladar, com o constante gosto de amargo em sua boca e assim a dificuldade para se alimentar como estava habituada. Por ela ser uma nutricionista, isso pode ter sido acentuado uma vez que Natalia atribui um grande valor à alimentação, de forma que podemos imaginar seu sofrimento. É interessante notar que Natalia associava a intensidade desse efeito colateral ao cansaço.

Apesar de ter reduzido de forma significativa seu ritmo de trabalho, o fato de ter sentido cansaço físico, dores e mal-estar decorrentes da medicação comprometeu seu desempenho nas atividades rotineiras, profissionais ou não, limitando momentaneamente sua vida. Em relação a isso, Natalia pôde retornar a suas atividades profissionais de forma paulatina e procurou fazê-lo respeitando seus limites, o que foi bastante positivo, por permitir sentir-se produtiva no decorrer do tratamento. O mesmo valeu para a realização de atividades físicas, de que Natalia tanto gosta, e que aos poucos foram reincorporadas à sua rotina.

As emoções sentidas por Natalia nos momentos em que considerou mais difíceis (principalmente naqueles em que não conseguia encontrar uma solução direta ou relativamente mais rápida) desencadearam sentimentos como ansiedade, raiva, impotência que são compreensíveis. Natalia lançou mão das estratégias de enfrentamento já mencionadas para lidar com esses momentos. As emoções e comportamentos associados percebidos e relatados foram de agressividade, impaciência e labilidade, estando relacionados com o tratamento e que não atingiram patamares que indicassem a necessidade de intervenção medicamentosa, por exemplo, muito embora tenham trazido sofrimento. Natalia parece ter percebido em alguns momentos a alteração emocional, o que destacamos como muito importante, pois ter clareza de seus sentimentos e afetos auxilia na busca por uma melhor expressão deles. Natalia pôde contar na maioria das vezes com a compreensão de seus familiares, e as situações de cansaço e desgaste tanto dela como de seus cuidadores, que poderiam gerar impasses, tiveram de ser enfrentadas e, da melhor maneira possível, resolvidas.

A realização do tratamento antirretroviral de Natalia envolveu toda sua família e é possível que as repercussões desse acontecimento para suas vidas sejam notáveis. E, como Natalia destaca, promoveu um maior estreitamento de vínculos. Natalia afirma que por meio dessa experiência de seis meses de tratamento se tornou uma pessoa melhor, tendo sido esse momento uma oportunidade de aprendizagem e crescimento pessoal. O fato de ter obtido resultados favoráveis em seus exames reforçam essa percepção e sua fé.

Destaco que Natalia teve uma oportunidade diferenciada, sob diversos aspectos, mas sua experiência pode servir como exemplo, com as adaptações para as possibilidades de cada pessoa, para um enfrentamento considerado adequado do tratamento antirretroviral para a hepatite C.

Lembrando que Natalia obviamente já vivenciou o momento da descoberta do diagnóstico e as situações decorrentes desse fato, que foram publicadas anteriormente em seu primeiro livro, *Hepatite C: minha história de vida*. Vale destacar que a confirmação do diagnóstico da hepatite C pode ser impactante na vida das pessoas, podendo trazer mudanças profundas internas e em seu relacionamento com os outros. De acordo com a história de vida, o contexto pessoal de cada um, a maneira como o portador vai lidar com as coisas pode ser facilitador ou não do processo de autocuidado, e mesmo da aceitação do acompanhamento médico especializado. Esse momento é delicado, e sentimentos como angústia, medo, tristeza, raiva, culpa, entre outros, podem fazer parte e são considerados "esperados" dentro de certos limites, mas, mesmo assim, podem trazer sofrimento excessivo e prejudicar a qualidade de vida. Por isso é muito importante procurar alguém de confiança para manter um diálogo, trocar experiências e informações, e apoio para conseguir lidar com esses acontecimentos. O apoio de familiares, amigos, parceiros, colegas de trabalho e da equipe multiprofissional é valioso e muitas vezes se faz necessário, pois é o acompanhamento da equipe que auxilia para evitar um sofrimento maior.

214 Hepatite C – Eu Venci!

Um profissional especializado poderá intervir de maneira adequada para cada pessoa, desde o momento da confirmação do diagnóstico até a decisão da realização do tratamento antirretroviral, seu enfrentamento e a vida que segue depois... com qualidade e alegria de viver."

Dra. Danusa de Almeida Machado
Psicóloga do Hospital das Clínicas da Faculdade de Medicina
de Botucatu – Unesp, atua junto às equipes de Hematologia,
Cirurgia de Cabeça, e Terapia Antálgica e Cuidados Paliativos

Eu sempre tive confiança que a Natalia seria curada. Não sei se foi um pouco de autodefesa não pensar no pior, mas, na verdade, conhecendo como eu conheço minha filha, eu tinha uma certeza no meu coração que ela conseguiria.

Quem vê a Natalia, pequena, magra e aparentando fragilidade, não sabe a força espiritual e a determinação que ela sempre teve, desde criança. E quando ela foi diagnosticada como portadora da hepatite C, após o primeiro e grande susto, eu disse para mim mesmo "Ela vai sair desta!".

Quem acompanhou desde o início a sua obsessão pelo conhecimento da doença e dos alimentos adequados não agressivos ao fígado, já tinha uma ideia do que ela poderia fazer.

Ela se tornou uma especialista em nutrição voltada para saúde.

Quando então decidiu pelo tratamento, coube a todos nós, familiares, dar o apoio necessário. Como pai, coube-me dar segurança, passar tranquilidade e apoio material, além de muito carinho e amor.

Os meses de tratamento foram difíceis para todos nós. Foi duro acompanhar o sofrimento físico e mental da minha filha, provocado pelas injeções semanais do medicamento, e pude comprovar o quão forte e guerreira ela foi e tem sido.

Quando veio o primeiro resultado "indetectável", foi uma alegria total, e tem sido assim meses após meses, sempre que ela faz exames de acompanhamento.

Hoje sou um pai muito mais tranquilo e feliz. Hoje, mais do que nunca, a quero sempre que possível perto de mim. É um prazer imenso usufruir de sua companhia. Além do carinho e afeição, tenho aprendido muito de nutrição com ela.

Natalia, eu tenho muito orgulho de você.

Te amo muito!
Milton Mira de Assumpção Filho

Não tive filha para calamidade. Assim terminei o depoimento que fiz no livro *Hepatite C Minha História de Vida*, escrito por Natalia em 2006. Se puder, leia!

Você vai saber como me preparei para descansar, convicta de que a cura estava garantida. Boas notícias nos aguardavam.

Era tempo de superação. Esse clima de confiança entre nós fez toda diferença nos anos seguintes.

Investigar o que estava acontecendo e obter o diagnóstico foi o primeiro e, a meu ver, o mais importante passo. Agora a Natália estava decidida a iniciar o processo de cura, o tratamento medicamentoso.

Confesso que eu não tinha clareza se aquele era o momento mais adequado, pois ela estava com o peso abaixo do que vinha mantendo nos últimos meses. Porém, após verificar os exames, Dr Giovanni foi categórico: A Natália deveria iniciar o tratamento e tinha tudo para obter a cura..

Era a boa notícia que precisávamos ouvir. Perguntas como: "será quê?", "por quê?" e "para quê?" não fizeram parte do processo.

A Ná decidiu e assumiu o compromisso com a cura. Fez tudo a risca. Tomou as providências, organizou-se; manteve sua agenda sempre em dia com datas, horários, endereços, etc. das consultas e exames; organizou seus medicamentos e suplementos em uma caixinha de madeira muito bonitinha, que mandou confeccionar com esta finalidade; fixou em local visível seu cronograma diário com horários e as dosagens de cada um; preparou suas refeições testando e adequando sua dieta, observando e respeitando os sinais do seu corpo; dosou atividade física e descanso; engordou 3 kilos e os manteve. Manteve seus contatos com profissionais da saúde, professores, colegas, amigos, família e seu amoroso companheiro. Atendeu pessoas ao telefone, por e-mails e em consultas. Não se portou como vítima. Foi capaz de gerenciar com perfeição o

218 Hepatite C – Eu Venci!

período mais difícil de sua vida. Estava mais paciente, calma, sensível e solidária. O seu lado humano de compaixão aflorou mais ainda. Ela queria ajudar, encorajar, confortar e orientar. Precisava "dar a volta por cima" não só no final do tratamento, mas também no dia a dia, vencendo cada desconforto. Vivenciando cada etapa como uma atleta para chegar ao seu objetivo maior, a vitória. Queria experimentar cada possibilidade em cada situação. Estava bem informada. E agora vivenciava este momento como uma observadora, pesquisadora, estudiosa e cobaia de si própria. Enfrentou os desconfortos ousando experimentar, como uma cientista ávida por descobertas, queria registrar e contar a todos, detalhes importantes para amenizar seus sofrimentos, dar suporte a continuidade do tratamento ate a sua conclusão. É a sua característica de não deixar nada para depois.

Mesmo nos dias em que estava mais debilitada, com nossa ajuda caminhava até o computador para relatar suas descobertas e sensações. Não queria correr o risco de esquecer qualquer informação. Assim foi registrando dia a dia a sua experiência. Olhando para este objetivo, a Ná teve forças para realizar o sonho de divulgar os seus conhecimentos escrevendo este livro. Tranquilamente eu podia enxergar como a Natalia mesmo no meio da adversidade estava saudável e era capaz de vencer este momento.

Eu não estava sofrendo como imaginava, estranhei. Surpreendi-me pensando estar apática ou "anestesiada". Dizia com voz calma e firme: "Isso vai passar".

O Wueislly foi seu grande e terno companheiro. Minha irmã, a Deyse, e eu, sua mãe, estávamos sempre disponíveis para os momentos em que a Natalia precisava de cuidados quando o Wueislly estava trabalhando. E assim nos revezamos.

Que prazer poder oferecer a minha presença e participar desta tão grande conquista! Poder ouvir minha filha, acalentá-la, ampará-la e atender a seus pedidos. Pegar água, furar coco, dirigir o carro, acompanhá-la, participar do banho, massageá-la, falar baixinho, calar e dormir juntinho. Foram meses de amor, cooperação, respeito, paciência, muita calma, quietude e serenidade. Quando a Ná precisava da toalha fresquinha na testa, da penumbra e do silêncio, então eu cochilava ao seu lado tranquila. Pude acolher sua dor sem alimentar o sofrimento. Tudo isso passa.

A dúvida e a insegurança não fizeram ninho na minha cabeça. Percebi a Natalia neste mesmo movimento. Ainda que os acontecimentos não fossem tão encorajadores, estávamos confiantes. Vitória!

Não querendo nos preocupar, ela não se deixava abater, parecia tão fraquinha, mas como era forte!

Na ausência do Wueislly, enviado a serviço para fora do Brasil, passei duas noites com a Natalia. A febre estava alta, ela sentia muito frio, o edredom fervia, ela suava, nós duas ficamos abraçadinhas. Eu queimava de calor, mas isso dava sensação de alívio nas dores que Natalia sentia pelo corpo todo.

Ela bebia água e ia ao banheiro a noite toda, as noites eram agitadas. Apesar disso, vitória! Isso passa! Era o que dizia o meu coração.

"Mãe, parece que um trator passou por cima do meu corpo!", ela me dizia.

"Filha, o melhor está chegando! As calamidades passam! O melhor virá!", dizia o meu coração.

I N D E T E C T Á V E L !!!!

"Canta a minha alma, canta ao Senhor! Rende-lhe sempre ardente louvor!"

Ruth Coutinho Mira de Assumpção

Convivemos durante muito tempo com o problema da Hepatite C, desde o início de nosso namoro quando ela recebeu o diagnóstico. Foram muitas as orações, as dificuldades físicas que eu a vi passar por causa da doença e foram muitos os exames e as expectativas de um milagre.

Depois de muito tempo, surgiu uma oportunidade de tratamento, nós então conversamos e decidimos que ela deveria iniciar o tratamento, tínhamos alguns planos de viagem e achamos que seria bom ela relaxar e passear um pouco antes do início do tratamento. Fizemos também alguns planos de viagens para durante o processo para ajudá-la a sentir-se melhor, pois ela gosta de liberdade, de passear e de natureza, e durante o tratamento ficaria bastante dentro de casa, o que poderia deixá-la um pouco abatida.

O início foi bem difícil, eu tive de aprender a dar a injeção e fazíamos isso domingo à noite em casa. Era um momento muito difícil, após cada aplicação, ela se sentia muito mal e eu podia ver nos olhos dela o sofrimento daquelas aplicações, mas a cada injeção nós orávamos para que Deus a sustentasse e trouxesse a cura.

Foram seis longos meses de aplicações semanais, cada vez que eu chegava em casa, ela estava ali no mesmo lugar, ela escolheu o sofá da sala, e era difícil ver aquela a quem eu amo tanto passando por tanto sofrimento, sem poder nem se levantar, ainda mais sabendo que para ela ficar ali dentro de casa o tempo todo, parada, era a pior coisa do mundo.

Fiz o meu melhor por ela, com dedicação, paciência e muito amor, para que ela se sentisse acolhida e amada, todos ao redor dela fizeram o mesmo e foram muito importantes. A Ruth, mãe dela, e a Deyse, a tia, que passavam muitas vezes o dia com ela ajudando em tudo o que ela precisasse; a irmã dela, a Isadora, e o pai, o Milton, também sempre estavam com ela e mostraram muito amor e atenção; o suporte de todos a ajudou nesta luta que foi o tratamento.

Durante este tempo, a Natalia passou por momentos que só ela conhece e ela mostrou a todos ao redor dela o que significa ser forte e fez com que os laços de dedicação e amor entre cada um de nós só se fortalecessem.

Depois de seis meses, de muitas injeções, lutas, dores e orações, enfim chegamos ao fim da primeira etapa do tratamento, já sabíamos o resultado preliminar desde a quarta semana quando ela teve o primeiro resultado indetectável. Que alegria!

Agora era um alívio diferente, chegava ao fim um período de luta e dor, e ela era a vencedora. Só faltava esperar a confirmação nos próximos exames, mas já tínhamos certeza dos resultados que viriam.

A alegria da vitória hoje se estende a tudo o que fazemos, uma nova história começou nas nossas vidas. No que cabe a nós, seguimos cada dia pela graça daquele que é o autor e consumador da nossa fé, daquele que nos sustenta em todos os momentos e que nos diz: "Tu és o meu servo, eu te escolhi e não te rejeitei, não temas, porque eu sou contigo; não te assombres, porque eu sou o teu Deus; eu te fortaleço, e te ajudo, e te sustento com a minha destra fiel." Isaías 41:9-10

Wueislly Werutsky

Nasci quando minha irmã tinha dez anos. Desde então ela me chama de filha, me trata como irmã e é minha melhor amiga. E desde sempre ela foi um exemplo para mim em diversos momentos de sua vida com suas difíceis e corajosas decisões, perseverança e, acima de tudo, o seu foco! A Ná é uma mulher determinada e teimosa. Sabe das promessas de Deus e, como uma boa filha, as reivindica uma por uma.

Confesso que sofri bastante ao saber da doença e quando ela decidiu fazer o tratamento. Muitos achavam que ela não conseguiria em razão das diversas circunstâncias, mas, como já disse anteriormente, ela é teimosa.

Durante o tratamento, fazíamos de tudo para animá-la, já que tinha febre toda semana. Algumas vezes eu a ouvi repetindo que já havia decorado aonde se encontrava cada rachadura da parede, que não conseguia ver televisão por causa das dores de cabeça e que de segunda a quarta-feira se sentia como se tivesse sido atropelada. Só a partir de quinta-feira começava a melhorar, para no domingo tomar as injeções e na outra segunda começar tudo outra vez.

Mas não era isso o que eu mais a ouvia falar. Sempre que tinha algo a dizer sobre seu estado físico, a Natalia repetia e nos lembrava como Deus a estava sustentando. Muitos, muitos, muitos dias ela disse que sentia que Deus a estava pegando no colo, e eu sei que estava.

Não vou esquecer do dia em que fomos – eu, meu pai, minha mãe, minha irmã e meu cunhado – conversar com o Pastor Lamartine, da Igreja Batista Palavra Viva. Nunca eu tinha sentido tanto orgulho da minha irmã. Ela se mostrou forte e confiante nos planos de Deus. Tinha certeza de que tudo estava sob Seu controle e que aquela experiência faria com que ela ajudasse muitas outras pessoas com o que aprendeu e estudou.

Não posso deixar de mencionar aqui o apoio e a dedicação do meu querido cunhado Wueislly, que se mostrou disposto desde o primeiro dia. Sua fé, carinho, paciência e outras infinitas qualidades foram colunas de apoio para sua esposa, minha irmã, do começo ao fim.

Ao final do tratamento, todos os médicos a parabenizaram como a paciente que melhor se cuidou (por causa da sua excelente alimentação e comportamento) e disseram a ela que não precisaria fazer a biópsia do fígado, pois estava muito bem cuidado. Sabemos que a hepatite C ataca diretamente o fígado. Nesse dia, senti muito orgulho da minha irmã. Superou, de longe, o dia da conversa com o Pastor.

Por isso digo que ela é guerreira! Guerreira brasileira e que crê em Deus – do tipo que não desiste nunca, sabe como se comportar e a quem pedir.

Isso tudo não só a mudou, como mudou também toda a família. Desde nossos hábitos até a forma que encaramos a vida. Hoje, após toda essa epopeia, só consigo enxergar a sua paixão! Pela sua família, pelo seu marido, pelo seu trabalho e pelos seus valores. E a ela quero aqui declarar o meu eterno amor de irmã, filha e melhor amiga! Declarar que eu a amo mais do que a mistura mais deliciosa entre sorvete, morangos e nutella que pode existir! Ela sabe o quanto isso significa. Enfim, declarar que minha irmã é vitoriosa, e que, até irmos para o céu, estarei ao seu lado.

Isadora Coutinho Mira de Assumpção

Mensagens e Depoimentos

Antes e durante o tratamento

A seguir, alguns depoimentos de pessoas muito especiais. Algumas puderam, inclusive, acompanhar toda a sua batalha – desde o diagnóstico da doença, em fevereiro de 2003, até a confirmação da cura, em abril de 2009:

Prezada Natalia,
Mais que uma atitude corajosa, seu livro *Hepatite C* representa um gesto de elevada doação.
A partir da sua "história de vida", você permitirá que milhares de pessoas conduzam seus destinos com mais qualidade e otimismo. Eraldo se associa aos meus votos de parabéns pela obra.
Beijos,
Marli Montenegro

Cara Natalia,
Meu nome é Solange, sou de Limeira/SP, psicóloga clínica responsável pelo grupo de apoio a familiares e pacientes portadores de hepatite, o "Revendo a Vida". Acabo de ler (devorar) seu livro, que me foi emprestado por uma das pacientes do grupo. Muito bom, de fácil entendimento e uma verdadeira lição de fé, coragem e esperança. Nosso grupo surgiu há mais de três anos, quando fui procurada por uma professora da Unicamp, que recebeu o diagnóstico da hepatite C ao doar sangue. Entrou em pânico, e então resolvemos criar o grupo para que outras pessoas não precisassem passar pelo desespero todo que ela pas-

226 Hepatite C – Eu Venci!

sou. Reunimos-nos uma vez por semana para a terapia em grupo, esclarecimentos, orientações etc. e, em mais um dia da semana, temos o grupo de ginástica, expressão corporal, respiração, relaxamento, para cuidarmos do corpo também. Nada é obrigado; tudo é sugerido. Somos festeiros, e comemoramos todos os aniversários. Reunimo-nos a cada três meses mais ou menos, para jantares, sempre na casa de um dos participantes do grupo, forçando assim um entrelaçamento com os familiares dos pacientes, visto que a participação e o apoio da família são de extrema importância para a recuperação do paciente. Natalia, continue ajudando as pessoas porque, com certeza, sempre que ajudamos, a ajuda maior volta para nós. Parabéns. Tenha certeza de que estarei incluindo você a partir de hoje em minhas orações, e estarei "a recomendando" a minha Santa Rita. Sorte, Saúde e ÊXITO pra você, sempre. Grande beijo. Solange.

Olá! Natalia. Tudo bem?
Fiquei feliz por ter falado com você!! Pois é, Natalia, graças a DEUS deu tudo certo!!
Não faz ideia de quanto sou grato a você por tudo desde que DEUS te colocou no meu caminho! Se não fosse você e seu livro para me preparar até agora eu teria sofrido *muiiito* mais e também não sei se estaria fazendo esse tratamento. Quero muito transmitir a outras pessoas tudo o que se passa comigo durante o tratamento. Prometo que vou sempre passar que estou bem, graças à força de todos vocês, amigos, e à família maravilhosa que tenho para o que der e vier!!!
Estou anexando o remédio e a injeção: PEG-INTRON e REBETOL.
Um beijo bem grande no seu coração!!
Que DEUS abençoe você e seus!!!
Até...breve!
Família Senda do Japão.

Boa noite,
Acabei de receber um *e-mail* em que me indicaram você para maiores esclarecimentos (sobre a hepatite C)...
Será que poderia me orientar... Dar uma luz???
Agradeço de coração antecipadamente,
Leida...

Olá, querida, Paz e Bem para você e sua família.

Natalia, você é uma mulher de fé e tenho certeza de que saberá reconhecer a mão do Senhor em qualquer situação. Estarei colocando você em minhas orações diárias, viu? Mantenha-me informada e me diga depois o que achou do material. Um beijo enorme, Gi

Querida!!!!!!!!! Glória a Deus pela sua vida!!!!!!!!!!!!!!!!!!!!!!!!!!
Estarei orando e creio que Jesus pode todas as coisas!!!!
MAS... NATALIA... saiba que se Jesus não te curar agora, Ele com certeza vai permitir que isso aconteça. E, CREIA, QUE ISSO SERÁ O MELHOR PARA A SUA VIDA!!! TENHA CERTEZA DISSO!!!
Saiba que o Senhor É FIEL!!! É FIEL!!!
DEUS NÃO É HOMEM PARA MENTIR E NEM FILHO DO HOMEM PARA SE ARREPENDER!! DEUS É FIEL!!! CREIA NISSO!!!
CONTE COMIGO PARA O QUE VOCÊ PRECISAR, QUERIDA!!
A PAZ DO SENHOR! DEUS TE ABENÇOE IMENSAMENTE!!!
Cristiane Lorenzano

Olá,
Sou Marcos Fernando Espindola e assisti a um programa de televisão (Rede Mulher) em que você estava. Sou portador de hepatite C também e me identifiquei com o trecho em que você falava sobre a hipótese de contágio por ter recebido plasma sanguíneo quando recém-nascida porque também recebi plasma ao nascer.
A minha pergunta seria, apenas por curiosidade, qual o hospital em que você nasceu? Eu estava na região da Avenida Angélica, em São Paulo.
Com atenção,
Marcos Fernando Espindola

Olá, Natalia,
Toda a equipe está pronta para auxiliá-la no que precisar... Estamos torcendo para o sucesso do seu tratamento.
Abraços
Daniela – Nutri – HC Unesp Botucatu

Olá, Natalia,
Excelente a não detecção do vírus na semana 4. Isto é preditivo de resposta virológica sustentada.
A eritropoetina deve ser administrada semanalmente, pelo menos a princípio e após o exame de hemograma que eu deixei solicitado.
Coragem, que o RNA indetectável na semana 4 é muito promissor.
Atenciosamente, dr. Giovanni

Filha,
Que notícia maravilhosa.
Você é batalhadora e corajosa.
Você é minha Heroína principal.
Beijos
Milton (pai)

Muito bom!! Fiquei muito feliz em ver o resultado do exame da 4ª semana. Fico feliz em saber que o dr. Giovanni considera isso excelente e que acredita que será mantido!!!
TE AMO!!!!!!!!!!!
Wueislly

Maravilha!!!!!!!!!!!!!!!!!!!!!!!!
Eu tinha certeza disso, sabia que você ia ter a resposta rápida...
Agora a sua chance de cura é enorme. A maioria que tem resposta rápida termina seu tratamento negativada...
A próxima etapa é o PCR da décima segunda semana...
Comemore esse fato positivo e importante junto a sua família e de quem você gosta, porque é realmente uma excelente notícia...
Chico Martucci
ONG C tem que saber C tem que curar
www.ctemquesaber.com.br

Valeu, Natalia.
Também estou muito feliz por você...
De ter sido o responsável pela sua vinda a Botucatu.....
Abraço. Chico Martucci.
Ong C tem que saber C tem que curar
www.ctemquesaber.com.br

Natalia,
É um excelente resultado ter negativado já na 4ª semana!
Parabéns e sucesso com o tratamento.
Carlos Varaldo
Grupo Otimismo
www.hepato.com

Minha filhinha, Deus está vendo as minhas lágrimas agora de tanta alegria
pelo resultado dos exames da 12ª semana!!!!!!!!!!!!!!!!!!!!
Sei que as suas noites não são fáceis, mas você vai saborear longo tempo a nossa vitória e essas noites estão com os dias contados... Já caminhamos 50%, não é?!!!!! Já passou metade do tratamento.
Rumo à vitória final que Deus prepara para nós
Te amo!!!!!!!
Deyse

Filha,
Glória a Deus pelos resultados dos exames! Está valendo seu esforço e sacrifício.
Parabéns, você é uma batalhadora.
Estou sempre orgulhoso de você.
Beijos
Milton (pai)

Oi, querida!!!!
Foi bom ter falado com você ontem!!!
GLÓRIA A DEUS que seu PCR está zerado... Assim será em nome de Jesus e ele te trará a cura!!!!!!!!!!!!!!!!!!!!!!!!!!!!!!!
Cris

230   Hepatite C – Eu Venci!

GRAÇAS!!!!!!!! Assim será até a confirmação esperada!!!!!!!
Que Deus continue te abençoando!!!!!!!
Você tem muitas pessoas pedindo por você, inclusive eu!!!!
Um beijão, Lau
AMÉM!!!!!!!!!!!!!!!!!!!!!!!!!
Que alegria, Ná! Fico muito feliz mesmo!!!!!!!!!
Tudo deu certo e vai continuar dando, amiga!!!!!!!!!!!
Amém!!!!!!!
Ana - Pós

Bom dia, Natalia!!!
Glórias a Deus pela Sua fidelidade!!!!! E tenho certeza de que em breve estaremos juntas agradecendo pela sua cura.
Eliete Regiane

Natalia,
Fico muito feliz por você!!!!
Saiba que torço muito pela sua cura completa. Sei que disso depende todos os seus planos de futuro, de família, de filhos... e não vejo a hora de tudo isso se concretizar na sua vida e na do meu irmão.
Parabéns pela sua disciplina, confiança, persistência e sua fé... São qualidades admiráveis em você!!!
Evelyn

Oi, Nat, amada do Senhor Jesus!!!!!!!!!!!!!!!!!!!!!!!!!!!!!
Querida... GLÓRIAS A DEUS!!!!!!!!!!!!!!!!!!!!!!!!!! LOUVADO SEJA O NOME DO SENHOR JESUS POR ESSE TRATAMENTO E PELA SUA CURA!!!! ALELUIA!!!!
Linda, já era sabido que não seria fácil, né? E você foi uma leoa e é uma vitoriosa. Graças ao Senhor Jesus!!!
Apesar das alterações dos seus exames, você está inteira!!!!
Vamos aguardar tudo se restabelecer agora... com muita fé e certeza de que "Aquele que começou a boa obra irá terminá-la"!!!!
Cristiane Lorenzano

Ná,

Parabéns pela sua dedicação. Sei que Deus te concederá a bênção da cura total, isto é questão do tempo Dele.

Ná, lembra que eu já sonhei com você grávida muito linda dentro de um avião? Estava seu papai todo feliz e saltitante.

Creio que chegaremos lá principalmente porque você é uma Mulher de determinação e sabe muito bem o que quer... Deus te ama muito e nós também.

Beijos

Ju, Rô, Lys e Paulinho

Natalia, estou feliz pelas orações respondidas aos propósitos de Deus e que o busquemos verdadeiramente.

Cacilda Werutsky (sogra)

Natalia, em que situação Deus lhe tem dado oportunidade de compartilhar sua graça com os outros?

Quando encaramos nossas provações como meios de experimentar mais profundamente o poder de Cristo, entendemos que Deus é suficiente. Como você se achega ao trono do Senhor para receber graciosamente sua força. Creio que você é muito especial para o Senhor. Olhe e veja o seu maior presente... ele está ao seu lado. Saiba que dia a dia, embora não nos falemos muito – até fico triste por isso –, estou sempre orando por você. Abraços, Caci I.

Olá, Natalia, ficamos felizes pelo sucesso do seu tratamento.

Continue firme, você está no caminho certo.

Atenciosamente,

Dr. Claudio Lima Barbosa

Médico

Lapinha Clínica Spa

Boa noite, Natalia

Fico muito contente por saber que o seu tratamento está a correr muito bem!

Parabéns!

Um grande abraço amigo

Dra. Cristina Sales – Portugal

Filha querida, graças a Deus e parabéns por sua luta gloriosa.
Estamos vencendo a batalha e a grande batalhadora é você.
Estou orgulhoso da sua Força! Te amo muito.
Milton – fevereiro/09

Na, PARABÉNS! Você é uma filha amada de Deus.
Glória seja dada a Nosso Deus.
PARABÉNS por toda a família estar torcendo sempre por você e principalmente aos seus pais Milton e Ruth, que estão ao seu lado tempo integral dando apoio emocional de que sempre necessitamos nestes momentos, e, claro, ao Wueislly, sua cara metade, que também é uma pessoa especial em sua vida...
Deus continue abençoando-a cada dia mais.
Beijos, Ju

Após o resultado de "não-detectável"

Isso aí, Ná... Muito boa notícia...
Estou muito feliz de saber... Agora bola pra frente, né?!
Beijos
Frederico – abril/09

Oi, Nat querida !!!!
Que notícia MARAVILHOSA!!!
Fico muito, muito, muito feliz por você!!!!
Um beijo muito carinhoso!!!!!!!
Cristiane – abril/09.

Na,
Que milagre!!! Menina...
Deus realmente é Nosso Pai Amado e te Ama Muito.
Parabéns para você e para o Wueislly por esta bênção recebida, que sua vida seja mais e mais a cada dia um Sucesso.

Eu, Roberto, Lys Katarina e Paulo Roberto estamos sempre torcendo por você.
Somos uma bela família.
Graças a Deus.
Beijos
Ju – abril/09

MEU AMOR, NÃO IMAGINA COMOOOO EU ESTOU FELIIIIIZ!!!!!!!
NÃO MESMO........
VAMOS AGRADECER MUITO A DEUS!!!!!!!!
TE AMOOOOOOOOOOOOOOOOOOOO!!!!!
Isadora – abril/09

Salmos 46 versículo primeiro, Jeremias 29 V13
Natalia, fiquei muito feliz ao ler seu *e-mail*. Chorei de alegria. Achei linda sua atitude de dar satisfação aos seus parentes, aos seus amigos, aos seus irmãos em Cristo. Parabéns. Só podia vir de uma serva do Senhor. Já agradeci a Deus pela sua cura. Tenha certeza de que seus amigos, seus parentes, seus irmãos em Cristo... todos estão se regozijando pela sua cura. Deus é um pai maravilhoso. Ele não deixa de atender as nossas orações, mas nos atende na hora certa porque ele sabe o que é melhor para nós. Deus seja louvado – Filipenses 4 13 – tenho certeza de que seu esposo está muito feliz porque de agora em diante ele está tranquilo. Mais uma vitória alcançada ao seu lado. Não precisa nem falar de seu pai, de sua mãe, de sua irmã, de sua avó... Nossa família é muito abençoada porque servimos ao Senhor. Cristo, bom mestre, és meu querer tua vontade sempre fazer. Fazei-me forte pra resistir às duras provas que possam vir. Deus te abençoe e te proteja – não só você como todos os seus familiares.
Beijos para todos. Te amo muito.
Tia Itamar – abril/09

Olá, Natalia
Parabéns. Sinto-me parte também dessa sua vitória.
Beijo
Chico Martucci – abril/09

QUE TUUUUUUUUUUUUUUDO, NÁ!!!!!!!!!!!!!!!!!!!!!
ESTOU MUUUUITO FELIZ POR VOCÊ, AMIGA!!!!!
Tenho certeza de que toda a sua fé e orações fizeram do tratamento um sucesso!
Você merece!!!!!!!!!!!!!!!!
Agora é só COMEMORAR MUITO!!!!!
Beijitos
Analucia Giusti Costa Canella – abril/09

As preces foram ouvidas. Que continuemos ser merecedores de Seus cuidados. Parabéns pela vitória e pelo merecimento em Deus.
Tia Myrian – abril/09

Filha, eu já até abracei pessoalmente, mas quero registrar minha alegria
por você e por todos nós. Você é muito importante para nós todos.
Beijos
Milton (seu pai) – abril/09

Oi, Nat!!!!!
Glória a Deus!!!!!!
Que booooom!!! Estou muito feliz por você, amiga! Essa notícia é muito boa!!!
Ana Elisa – abril/09

Você é a queridinha de Deus e da tia também.
Beijo, tia Deyse – abril/09

Parabéns, Natalia !!!
Vocês merecem essa vitória!
Te desejo muitas felicidades nessa nova fase da sua vida e do meu irmão!
Evelyn – abril/09

Autora

Formada em dezembro de 2001, em Administração de Empresas pela Fundação Armando Álvares Penteado – FAAP, e, em dezembro de 2006, em Nutrição pelo Centro Universitário São Camilo. Autora e revisora técnica de artigos científicos e livros da área da nutrição, da saúde e da família. Atuante na área da nutrição clínica, gastronômica e institucional.

Aos 24 anos, em fevereiro de 2003, descobriu acidentalmente ser portadora de hepatite C desde o nascimento. O vírus foi contraído ainda no Hospital em razão de procedimentos para recuperação de icterícia pós-parto. A partir deste momento, passou a pesquisar sobre a hepatite C que até então era uma doença desconhecida para ela. O resultado foi a publicação de seu primeiro livro: *Hepatite C: Minha História de Vida,* publicado pela Editora M.Books, em 2006. O livro, além de relatar uma experiência de vida, traz ensinamentos sobre a hepatite C, incluindo dicas nutricionais, cuidados de saúde e hábitos de vida saudáveis, para que os portadores ampliem seus conhecimentos e elevem sua qualidade de vida.

Durante este período, a partir de 2003, cursou a faculdade de nutrição, formando-se nutricionista e atualmente cursa pós-graduação em Nutrição Clínica Funcional. Formou-se em 2009 Chef de cozinha naturalista pelo Natural Gourmet Institute for Healthy and Culinary Arts, em Nova York.

Coautora no capítulo 18 "Avaliação e Recomendações Nutricionais Específicas para Gestantes e Puérperas Gemelares", do livro *Tratado de Alimentação, Nutrição & Dietoterapia,* da Editora Roca, 2007.

É atuante na área da saúde dando palestras, treinamentos, cursos de culinária, atendimento clínico e consultoria nutricional. Realiza eventos gastronômicos e atua em restaurante vegetariano. Está engajada em projetos que promovam a reeducação alimentar, a sustentabilidade, e melhorem os hábitos e a qualidade de vida.

GRÁFICA PAYM
Tel. (011) 4392-3344
paym@terra.com.br